BASISWISSEN: **Umgang mit psychotischen Patienten**

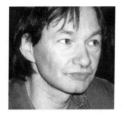 **Thomas Bock**, Jahrgang 1954, Dr. phil. Privatdozent, Diplom-Psychologe, ist Leiter der Sozialpsychiatrischen Ambulanz am Universitätsklinikum Eppendorf in Hamburg und Mitbegründer der Psychoseseminare. Er habilitierte zum Thema Lebensläufe psychotischer Menschen mit geringer psychiatrischer Behandlung (*Lichtjahre*) und ist Autor zahlreicher weiterer Fach- und Jugendbücher.

Thomas Bock

BASISWISSEN : Umgang mit psychotischen Patienten

Psychiatrie-Verlag

Die Reihe *Basiswissen* wird herausgegeben von:
Michaela Amering, Ilse Eichenbrenner, Hiltrud Kruckenberg, Clemens Cording,
Michael Eink, Klaus Obert und Wulf Rössler

Thomas Bock:
Basiswissen: Umgang mit psychotischen Patienten
Basiswissen 2
4. Auflage 2006
ISBN 3-88414-332-8

Bibliografische Information der Deutschen Bibliothek:
Die Deutsche Bibliothek verzeichnet diese Publikation in der
Deutschen Nationalbibliografie; detaillierte bibliografische Daten sind
im Internet über http://dnb.ddb.de abrufbar.

© Psychiatrie-Verlag, Bonn 2003
Kein Teil des Werkes darf ohne Zustimmung des Verlags
vervielfältigt oder verbreitet werden.
Umschlaggestaltung: Iga Bielejec, Nierstein,
unter Verwendung einer Fotografie von Katja Ullmann, Berlin
Typografie und Satz: Iga Bielejec, Nierstein
Druck und Bindung: AZ Druck, Kempten (Allgäu)

Psychiatrie-Verlag im Internet: www.psychiatrie.de/verlag

- 7 Vorbemerkung und Dank
- 8 Einleitung: Warum mich Psychosentherapie fasziniert
- 11 Annäherung an Psychosen

17 Besonderheiten des Denkens, Fühlens und Handelns
- 17 Psychosen als extreme Form des Eigensinns
- 21 Psychosen als zutiefst menschliches Phänomen
- 23 Unterscheidungsmerkmale
- 31 Veränderungen von Wahrnehmung und Denken – kognitive Psychosen
- 40 Veränderungen von Stimmung und Energie – affektive Psychosen

43 Vom Erklären zum Verstehen
- 44 Genetische Aspekte – zutiefst Mensch sein
- 46 Somatische Aspekte – der Körper spielt (nicht) immer mit
- 50 Psychische Aspekte – Entwicklung als Weg durch Widersprüche
- 54 Familiäre Aspekte – Orte, nicht Ursachen
- 57 Soziale Aspekte – Stigmatisierung
- 61 Religiöse Aspekte – Spiritualität
- 63 Versuch der Integration

69 Biografisches Verstehen
- 69 Eine »geglückte Psychose«

74 Der erste Kontakt
- 74 Gesprächsführung: Verständnis und Dialog
- 76 Erste Hilfe vor Ort
- 78 Der richtige Zeitpunkt
- 79 Anamnese: Beziehung oder Datenaufnahme?
- 82 Neue Ansätze zur Behandlung von Ersterkrankten

85 Dialogische Behandlungsprinzipien
- 85 Verhältnis von Selbst- und Fremdheilung
- 88 Sprache und Macht
- 90 Respektvoller Umgang
- 92 Strukturübergreifende Kontinuität

95 Bestandteile der Psychosentherapie
- 96 Milieutherapie und therapeutische Gemeinschaft
- 97 Psychoedukation und Dialog
- 99 Integrative Psychotherapie
- 106 Therapeutische Hilfen für Familien
- 110 Kooperative Pharmakotherapie

117 Spezielle Fragen
- 117 Auf Wahnerleben eingehen?
- 119 Negativsymptome – Hauptproblem oder Artefakt?
- 122 Sind Zwangsmaßnahmen zu vermeiden?
- 125 Sind depressive Denkmuster aufzulösen?
- 127 Manie – das Ungewöhnliche in den Alltag integrieren?
- 132 Welche Bedeutung haben Traumata?
- 133 Stimmenhören – eine Krankheit?

135 Kooperation – Schlussbemerkung
- 136 Personenzentrierte Hilfen im komplementären Bereich

- 138 Glossar
- 142 Literatur

Vorbemerkung und Dank

In dieses Buch eingeflossen sind meine langjährigen Erfahrungen aus dem Psychoseminar, wo Psychoseerfahrene, Angehörige und professionell Tätige ohne Abhängigkeit und Veränderungsdruck ihre Perspektiven austauschen, ihr Verständnis erweitern und einen respektvollen Umgang üben. Stellvertretend bedanken möchte ich mich dafür bei Dorothea Buck, der Mitbegründerin dieser Idee und Ehrenvorsitzenden des Bundesverbands Psychiatrieerfahrener. Profitiert habe ich von meiner Arbeit in der Sozialpsychiatrischen Psychosenambulanz der Universitätsklinik Hamburg, wo ein engagiertes multiprofessionelles Team eine integrierte Behandlung entwickelt hat. Niedrige Zugangsschwellen, strukturübergreifende Kontinuität, Orientierung an Ressourcen, anthropologisches Verständnis bei Vermeidung unnötiger Etikettierung bzw. Stigmatisierung, frühzeitiges Einbeziehen der Familien, Flexibilität hinsichtlich Ort, Dichte, Dauer und Setting der therapeutischen Kontakte, das sind einige wichtige Stichworte dazu.

Viel habe ich gelernt von psychoseerfahrenen Menschen, die der Psychiatrie skeptisch gegenüberstehen, deren Kooperationsbereitschaft immer eigenwillig bleibt und von denen manche auch schon Psychosen ohne jede Hilfe durchgestanden haben. Einen neuen Blickwinkel bot mir die Arbeit von »Irre menschlich«, Hamburg, einer wie das Psychoseminar trialogischen Initiative mit dem Ziel, an Schulen ein menschliches Bild psychischer Erkrankung zu vermitteln, Vorurteilen zu begegnen sowie Toleranz und Sensibilität im Umgang mit anderen bzw. sich selbst zu fördern.

Bedanken möchte ich mich außerdem bei meiner Familie – denn Schreiben dauert doch immer länger als gedacht.

THOMAS BOCK

Einleitung: Warum mich Psychosentherapie fasziniert

Schon vor einiger Zeit habe ich entdeckt, dass ich lieber und vermutlich auch besser mit psychoseerfahrenen Menschen arbeite als mit anderen Patientinnen und Patienten. Ich glaube, es hat damit zu tun, dass Menschen in Psychosen vor allem mit sich selbst beschäftigt und in sich selbst verunsichert sind. Das, was manchmal etwas abfällig und oft vorschnell als Autismus, als Rückzug in sich selbst bezeichnet wird, fasziniert mich. Es berührt mich in eigenen ungefähren Ahnungen, Gefühlen, Hoffnungen und Ängsten. Und es lässt mich als Gegenüber auf eine gewisse Weise »in Ruhe«. Ich werde nicht sofort in vordergründige Beziehungsscharmützel verwickelt, muss mich nicht automatisch gegen Manipulationen wehren, egal ob die vom Patienten oder von mir selbst ausgehen. So verrückt es klingt: Ich habe mehr Zeit, kann gelassener bei mir selbst bleiben. Der psychotische Mensch wirkt, als sei er in einer eigenen anderen Welt. Und ich kann in Ruhe versuchen Brücken zu bauen, um ihn in seiner Welt zu besuchen, um unsere Welten wieder zu verbinden und unsere Wahrnehmungen wieder anzunähern.

Manches in der Therapie mit Psychoseerfahrenen erinnert mich an die Begegnung mit Kindern. Nicht im Sinne einer Rechtfertigung patriarchaler Gebärden, sondern im Sinne einer besonderen Herausforderung, authentisch zu sein. Insofern ist die Begegnung und Therapie mit Psychoseerfahrenen eine spannende, lehrreiche und manchmal auch lustvolle Angelegenheit.

Vielleicht fasziniert mich auch die Radikalität, mit der Psychoseerfahrene explizit oder implizit unsere Hilfeangebote hinterfragen und immer wieder auf das Wesentliche hin überprüfen. Sie wollen wissen, ob sie als Person gemeint sind und ob wir ihnen Respekt entgegenbringen. Manchmal kommt es mir so vor, als ob die Symptome wie Boten vorausgeschickt

werden, um zu prüfen, wie ehrlich wir es mit dem Respekt meinen. Der allzu automatische Griff nach Pillen oder Psychotechnik ... schon habe ich verloren und muss erst mühsam wieder aufbauen, was ich im ersten Moment an Vertrauen verspielt habe.
Fragen wir unbestechlich immer wieder danach, was ein psychoseerfahrener Mensch in seiner existenziellen Krise wirklich braucht und was ihm langfristig hilft, Grundbedürfnisse und -rechte zu sichern, dann erweisen sich die meisten unserer psychiatrischen und psychosozialen Institutionen als hilflos, umständlich und weltfremd. Die Psychiatrie befindet sich in einem tiefen Umwandlungsprozess von der zentralen zur dezentralen gemeindenahen Organisation, von der vorwiegend stationären Be-Handlung zur ambulanten Ver-Handlung. Der »Patient« wird »Klient« und zuweilen auch »Kunde«, nach meiner Vorstellung vor allem Partner eines offenen und andauernden Dialogs.
Auf diesem Weg werden wir uns nicht mehr lange dagegen wehren können, den Patienten in seiner sozialen Umgebung und in seiner individuellen Besonderheit wahrzunehmen und entsprechend zu unterstützen. Dieser Wandlungsprozess birgt Chancen und Risiken. Dass er zum Teil durch Sparmaßnahmen forciert wird, mag noch hinnehmbar sein. Gestaltet werden muss er nach inhaltlichen Zielen und Maßstäben: Die besonderen Anforderungen psychoseerfahrener Menschen müssen die Struktur der Versorgung prägen. So muss zukünftig etwa gegen die aktuellen klinischen Strukturen durchgesetzt werden, dass eine therapeutische Beziehung strukturübergreifend, d.h. unabhängig vom ambulanten oder (teil)stationären Behandlungsstatus und perspektivisch auch institutionsübergreifend zur Verfügung steht. Wir müssen eine neue Kultur des Dialogs bzw. Trialogs (mit den Angehörigen) entwickeln, müssen lernen, mit Psychoseerfahrenen partnerschaftlich zusammenzuarbeiten, Angehörige selbstverständlich einzubeziehen, private und klinische Ressourcen besser zu verbinden und Interessengegensätze offen zu verhandeln. → **Biografisches Verstehen, Seite 69**

Die rein pathologische Sicht auf Psychosen ist um anthropologische Aspekte zu erweitern. Nicht nur bürokratische Abläufe, sondern auch unser Menschenbild zu hinterfragen kann dabei hilfreich sein. Bevor wir erklären, sollten wir zu verstehen versuchen.

Im vorliegenden Buch will ich versuchen, die verschiedenen Facetten der Psychoseerfahrung so zusammenzutragen, dass ein zusammenhängendes Bild möglich wird. ↤ **Lebenskrisen sensibler Menschen** Ich hoffe, dass Psychosen so als das sichtbar werden, was sie vor allem sind – existenzielle Lebenskrisen besonders sensibler Menschen. Es heißt, dass insbesondere Berufsanfänger oft Angst haben vor der Begegnung mit Psychosepatienten, dass es sie verwirrt, mit Verwirrung konfrontiert zu werden. Vielleicht hat ja ein Teil der Verwirrung auf beiden Seiten mit dem unzureichenden gedanklichen und institutionellen Rahmen zu tun, mit dem wir den psychotischen Patienten begegnen. Vielleicht ist ein Teil der Angst bei allen Beteiligten aufzuheben, wenn wir uns erinnern, dass psychotisch zu werden zwar im pragmatischen Sinn krankhaft ist, vor allem aber sehr grundlegend zum Spektrum menschlicher Ausdrucks- und Erlebensmöglichkeiten gehört. Vielleicht können wir so Verstehenszugänge wieder öffnen, die wir mit allzu umfassenden und oberflächlichen Manualen gerade zugeschüttet haben. Vielleicht können wir ein wenig von der Gelassenheit wiedergewinnen, die wir im Umgang mit tiefen seelischen Krisen dringend brauchen.

Sicherlich ist die Begegnung mit psychoseerfahrenen Menschen nicht immer leicht, manchmal auch dramatisch, vor allem aber reizvoll. So wie bei der Bewältigung eigener Psychosen die subjektive Einstellung eine wesentliche Rolle spielt, kommt es auch bei der therapeutischen Arbeit vor allem auf unsere innere Haltung an. Unsere Offenheit und Ehrlichkeit, unser Interesse und unsere Akzeptanz vermitteln sich durch die Poren und bestimmen die therapeutische Beziehung mit. Über die Spannweite menschlicher Empfindungen und die Widersprüchlichkeit menschlicher Beziehungen lässt sich viel von Psychoseerfahrenen lernen.

Annäherung an Psychosen

Wie sind Psychosen zu verstehen und zu behandeln: als Transmitter-Mangelerscheinung oder als existenzielle Lebenskrise besonders sensibler Menschen, als Ausdruck eines ver-rückten Hirnstoffwechsels oder als extreme Möglichkeit menschlichen Verhaltens und Wahrnehmens? Oder gilt etwa beides zugleich? Und können wir dann die Spannung zwischen beiden Polen noch halten?

Mit diesem Buch möchte ich versuchen, in die Darstellung der Pathologie auch anthropologische Aspekte von Psychosen mit einzubeziehen (BOCK u.a. 2004). Ich möchte Brücken schlagen zwischen der subjektiven und der klinischen Sicht. Wer professionell mit Psychosen zu tun hat, muss um die mögliche Eigendynamik der Biochemie wissen. Doch gleichzeitig dürfen wir deren Kontext nicht aus den Augen verlieren, dürfen nicht aufhören, Psychosen als Ausdruck der tiefen seelischen Krise eines unverwechselbaren Menschen und als Ausdruck menschlicher Möglichkeit überhaupt zu betrachten. Erst diese Spannweite zwischen pathologischer und anthropologischer Sicht gibt unserem professionellen Handeln eine solide Grundlage. Was bedeutet es, in der Wahrnehmung der eigenen Person und der Umgebung zutiefst verunsichert zu sein? Was brauchen wir, wenn unsere schützende psychische Haut durchlässig wird, wenn unsere persönlichen Grenzen verschwimmen, wenn gegenwärtige Wahrnehmungen und die Gefühle, Spuren der Vergangenheit sowie in die Zukunft reichende Hoffnungen und Befürchtungen nicht mehr zu trennen sind, wenn die Orientierung in Zeit und Raum nicht mehr gelingt? Wie kommt es, dass wir in Psychosen wahrnehmen und handeln wie im Traum – nur ohne den Schutz des Schlafes? Was bedeutet es, dass wir zurückgreifen auf die Art der Wahrnehmung eines kleinen Kindes, das alles auf sich bezieht? ↳ **Wahrnehmung, Seite 30**

↳ **Anthropologische Sicht**

Psychotisch werden kann jeder Mensch, doch die Wahrscheinlichkeit ist unterschiedlich hoch. Abhängig von der Dünnhäutigkeit und Sensibilität, mit der wir auf die Welt kommen oder die wir in frühen Tagen entwickeln, bedarf es mehr oder weniger extremer Bedingungen, einer stärkeren Überreizung und/oder einer umfassenderen Isolation. Psychotisch werden können Menschen in verschiedenen Konfliktsituationen und in allen Kulturen, vorrangig wenn innere und äußere Bilder und Anforderungen nicht mehr zur Deckung zu bringen sind.

[DEFINITION] → **In einer Psychose können vor allem Wahrnehmung und Denken wesentlich verändert sein; die Sinne gehen dann eigene Wege und das Denken wird sprunghaft (»schizophrene« oder präziser: »kognitive Psychose«). Oder aber es werden vorrangig die Stimmung und der Antrieb verändert, und zwar entweder extrem in eine Richtung (unipolar, d.h. manisch *oder* depressiv) oder in beide Richtungen (bipolar, d.h. manisch *und* depressiv). Das geht so weit, dass auch die äußere Realität nicht mehr angemessen erfasst wird (»affektive Psychosen«).**

Mindestens 1 Prozent der Menschen gehen mindestens einmal im Leben den erstgenannten Weg, mindestens 2–5 Prozent (je nach Breite der Definition) den zweiten. → **Pragmatische Definition, Seite 67**

Es gehört ganz offenbar zum psychischen Repertoire des Menschen, an sich zu zweifeln und dabei auch zu ver-zweifeln, über sich hinauszudenken und sich dabei auch zu verlieren sowie in verwirrenden Phasen und Situationen aus der allgemeinen Realität herauszugehen und in eine zunächst unzugänglich scheinende eigene Realität zu wechseln.

In der heutigen Zeit und Kultur gelten Men- ← **Schwere der Erkrankung** schen, die in Psychosen geraten, als besonders schwer krank, ihre Therapie als besonders schwierig. Doch die behauptete generelle Schwere der Erkrankung scheint mir etwas kurzschlüssig: Es gibt leichte und schwere Grippen, leichte und schwere Angst- oder Suchterkrankungen. Und ebenso verhält es sich mit Psychosen: Sie können in eine längerfristige Beeinträchtigung münden und den Charakter einer existenziellen Krise annehmen, die zu tiefen Selbsterkenntnissen führt. Meistens gilt sogar beides zugleich. Die Diagnose sagt noch nichts über die Schwere der Erkrankung und sie darf nicht den Weg verbauen zu einer möglichst vielseitigen, individuell angepassten Therapie.

Die negative Bewertung oder einseitige Definition einer Erkrankung hat Einfluss auf Selbst- und Fremdwahrnehmung und auf die Zuteilung von Ressourcen. Und manchmal wirkt sie wie eine sich selbst erfüllende Prophezeiung. Ob ich mir als Patient einen Einfluss auf meine Erkrankung zutraue, hat eine wesentliche Auswirkung darauf, ob ich ihn habe. Darauf zuallererst muss professionelles Handeln hinwirken. Die Psychiatrie tut sich immer noch schwer, die innere Selbstwahrnehmung des Patienten, sein spezifisches Krankheitskonzept und seine individuellen Bewältigungsstrategien wahrzunehmen, wertzuschätzen, zu unterstützen – um sie gegebenenfalls dann auch zu korrigieren. Sie legt zu viel Wert darauf, die alleinige eigene Kompetenz und Zuständigkeit zu behaupten – auch um den Preis sehr einengender Definitionen und Haltungen und um den Preis fantasieloser therapeutischer Konzepte.

Was braucht ein verwirrter Mensch, ↤ **Subjektorientierte Perspektive** umzur Ruhe zu kommen? Sicher nicht die Atmosphäre einer klassischen Akutstation! Was braucht ein Patient, um sich langfristig zu stabilisieren? Sicher nicht die in der Psychiatrie üblichen, ständig wechselnde Bezugspersonen! Was nährt nachhaltiges Selbstbewusstsein und Selbstwertgefühl? Sicher nicht die klassische Patientenrolle! Wie sind Medikamente ohne psychische (!) Nebenwirkungen einzusetzen? Sicher nicht, wenn ich einen krisengebeutelten Menschen auf seine Transmitter reduziere! Wie kann ich als professionell Tätiger die inneren Mechanismen der Heilung besser verstehen, wie sie aufnehmen und unterstützen, um den Patienten wieder zum Subjekt seines eigenen Lebens zu machen? Wie kann ich die oft sehr umfassenden und wichtigen familiären Unterstützungen wirklich kennen lernen, um sie zu integrieren und abzusichern helfen, statt etwa mit ihnen zu konkurrieren oder sie durch ausschließlich klinische Hilfen zu ersetzen? Wie kann ich lernen, Krankheitseinsicht und Compliance nicht als Unterwerfungsritual und Vorleistung des Patienten, sondern als Ergebnis eines ehrlichen Dialogs und als *gemeinsame* Aufgabe zu verstehen? → **Dialogische Behandlung, Seite 85**

Die verschiedenen psychotherapeutischen Schulen taten sich anfangs schwer mit der Behandlung von Psychosen, reagierten mit Abwehr, Verdrängung und Angst. Gleichzeitig gab es in allen Richtungen Pioniere, die engagiert und erfolgreich Psychotherapien mit Psychoseerfahrenen entwickelten und durchführten. Inzwischen hat die Psychotherapie einen wichtigen Stellenwert, haben alle psychotherapeutischen Schulen wesentliche Aspekte zu Verständnis und Behandlung beigetragen. Die Integration der verschiedenen Strategien ist vielleicht nicht einfach, doch auf der Grundlage eines anthropologischen Verständnisses und einer Reflexion unseres unterschwellig prägenden Menschenbildes kann sie durchaus gelingen. Die Zeit ist reif! Die verschiedenen Sichtweisen, die verschiedenen Behandlungsstrategien und alle beteiligten Gruppen – professionell Tätige, Psychoseerfahrene und Angehörige – könnten selbstbewusst genug sein, um die Integration, den Dialog und die Kooperation zu wagen.

In den meisten Psychosen geraten die Neurotransmitter, also die Botenstoffe im Gehirn, aus dem Gleichgewicht. Je nachdem, wie sehr diese Veränderung über eine zunächst kompensatorische Funktion hinausgeht und eine negative Eigendynamik entwickelt, sind antipsychotische, neuroleptische Medikamente in der akuten Situation hilfreich. Doch auch die Wirksamkeit der medikamentösen Behandlung hängt wesentlich davon ab, dass nicht nur die Chemie des Wirkstoffs, sondern die »Chemie der Beziehung« stimmt. Notwendig ist eine persönlich haltende, eine aufrichtige und kontinuierliche (psycho)therapeutische Begleitung. Davon sind wir im Alltag immer noch weit entfernt. Das hat mit den immer noch miserablen Versorgungs- und Finanzierungsstrukturen der psychiatrischen Versorgung zu tun. Vielleicht auch mit den bei allen Beteiligten völlig überhöhten Erwartungen an die Medikation (allein).

Menschen in Psychosen sind existenziell verunsichert und ⟵ **Authentizität**
sind wesentlich mit sich selbst beschäftigt. Gleichzeitig sind sie hochsensibel für die Art und Weise, wie ein (professioneller) Helfer ihnen gegenübertritt. Sie registrieren, ob die Grundvoraussetzungen einer hilfreichen Beziehung, ob Respekt und wirkliches Interesse vorliegen. Stereotype Behandlungstechniken jedweder Art haben wenig Chancen, sie im Inneren zu erreichen – sie prallen ab. So genannte Standards verlieren ihren Wert, jedenfalls wenn sie schematisch umgesetzt werden. Manche Psychoseerfahrene sehen hier so etwas wie einen »geheimen Sinn«, eine Filterfunktion ihrer Psychose: Die Menschen um sie herum, die als Angehörige, Freunde oder professionelle Helfer hilfreich sein wollen, werden nur dann eine Chance haben, das »Abwehrfeuer« der produktiven, nach außen gerichteten Symptome wie Halluzinationen und Wahnvorstellungen (Positivsymptomatik) oder den »Nebel« der eher nach innen gerichteten Rückzugssymptome (Negativsymptomatik) zu durchdringen, wenn sie selbst als Person spürbar sind, wenn sie sich nicht völlig aufgeben, wenn sie sich treu bleiben und aus einer inneren Überzeugung heraus handeln. Wer sich hinter formalen Rollen, hinter stereotypen Standards und therapeutischen Techniken versteckt, hat keine Chance.

Psychosen werden von körperlichen ⟵ **Biologie – die Lehre vom Leben**
Veränderungen begleitet. Ohne Not neigen wir dazu, diese Veränderungen als ursächlich anzusehen, und folgen damit einem allzu einseitigen medizinischen Denkmuster. Mit hoher Wahrscheinlichkeit sind alle monokausalen Erklärungsmodelle für schizophrene Psychosen falsch – egal ob sie somatischer oder psychologischer Natur sind. Wenig zweifelhaft ist jedoch, dass nicht nur die psychischen oder psychosozialen, sondern auch die somatischen bzw. körperlichen Bedingungen einer Psychose eine Eigendynamik entwickeln können. Unsere Gene mögen einen Einfluss haben auf die Wahrscheinlichkeit vieler Erkrankungen, und doch wissen wir längst, dass die determinierende (bestimmende) Kraft einzelner Gene maßlos überschätzt wird. Psychosen sind eine psychische und keine

genetische Erkrankung. Der Hirnstoffwechsel ist beteiligt – jedoch in enger Wechselwirkung von Körper, Seele und sozialer Wirklichkeit. Vielleicht sollten wir uns daran erinnern, dass die Biologie wörtlich übersetzt die »Lehre vom Leben« ist. Psychosen auf somatische Vorgänge zu reduzieren oder diese zu verabsolutieren, dies wird der Komplexität des Lebens und dem Anspruch der Biologie gleichermaßen nicht gerecht.

⤳ **Somatik, Seite 46**

Viele Psychoseerfahrene fühlen sich dem Geheimnis des Lebens zugleich nahe und seiner verwirrenden Vielfalt sehr ausgeliefert. Insofern könnte eine Biologie, die sich als Lehre vom Leben versteht, hilfreich sein; doch dafür müssen wir die pathologische (krankheitsbezogene) und die anthropologische (menschliche) Sicht auf die Psychoseerfahrung in ein neues Gleichgewicht bringen. Von der heute noch anzutreffenden biologistischen Sichtweise, einer Art somatischer Determinismus, müssen wir uns langsam verabschieden. Sie wird nicht mehr lange überdauern, denn ironischerweise wird sie mit jeder neuen Entdeckung der Naturwissenschaften immer fragwürdiger: Je tiefer man in die biologischen Zusammenhänge der Nervenzellen, des Transmitterhaushalts, sogar in die Genforschung eindringt, desto deutlicher wird die Komplexität des Geschehens, die wechselseitige Abhängigkeit von somatischen und psychosozialen Faktoren. Gerade die Biologie zeigt, wie notwendig es ist, unser immer noch eher kausales Denken in Richtung systemischer und konstruktivistischer Hypothesen zu erweitern.

Besonderheiten des Denkens, Fühlens und Handelns

Psychosen als extreme Form des Eigensinns

Wer psychotisch wird, erscheint sonderlich, sondert sich ab, entwickelt Besonderheiten. Man könnte auch sagen: Eigenheiten. Diagnostische Manuale versuchen diese Besonderheiten zusammenzufassen und zu klassifizieren. Sie fragen: Was unterscheidet den Patienten mit affektiver oder mit kognitiver Psychose von allen anderen. Dabei geht leicht verloren, dass die Entwicklung von »Besonderheit« in einer Psychose viel weiter geht: Menschen in Psychosen entwickeln sehr individuelle Besonderheiten oder auch eigenwillige Energien und diese Besonderheiten sind keineswegs nur als »Störung« zu begreifen. Die sehr individuellen Besonderheiten verdienen auch deshalb (therapeutische) Aufmerksamkeit, weil sie den Keim der Heilung in sich tragen. Beispiele: ➞ **Ressourcen, Seite 96**

FALLBEISPIEL I ⟶ Frau Abel gilt als hoch begabte und ehrgeizige Schülerin. In einer besonderen Stresssituation hört sie eine Stimme, die sie wegen geringfügiger Leistungseinbußen beschimpft. Sie ist erschrocken und empört, kämpft mit allen Mitteln gegen die Stimmen an. In der Psychiatrie diagnostiziert eine Ärztin voreilig eine Schizophrenie. Medikamente helfen wenig. Die Stimmen nehmen an Schärfe zu, je mehr sie bekämpft werden. Frau Abel unternimmt einen ernsthaften Suizidversuch. Nach einer längeren Odyssee lernt erst die Mutter, dann auch Frau Abel das »Netzwerk Stimmenhören«, eine bundesweite Selbsthilfeorganisation mit Sitz in Berlin, kennen. Dort lernt Frau Abel zum ersten Mal, die Stimmen ernst zu nehmen. Je mehr sie sich inhaltlich für deren Botschaft interessiert, desto freundlicher werden die Stimmen. Mittlerweile ist Frau Abel überzeugt, dass die Stimmen notwendig waren, um sie von ihrem Ehrgeiz zu heilen.

FALLBEISPIEL II → Herr Jung wird im Studium psychotisch. Nach einer privaten Enttäuschung zieht er sich immer mehr in sich zurück. Neben akustischen Halluzinationen, die möglicherweise durch Drogenkonsum noch gesteigert werden, steht eine so genannte Negativsymptomatik im Vordergrund. Herr Jung isoliert sich und verwahrlost zunehmend. Erklärung bietet ihm ein Wahn, wonach eine Verunstaltung seines Gesichts der Grund allen Übels sei. Die Eltern sind sehr engagiert, versuchen dem Sohn immer neue Rehabilitationswege zu öffnen und ihm besondere Schwierigkeiten aus dem Weg zu räumen – ohne durchgreifenden Erfolg. Mit seiner nach wie vor brillanten Auffassungsgabe durchschaut Herr Jung alle pädagogischen und therapeutischen Intentionen. Seine Art der Selbstbehauptung lässt ihn alles ablehnen. Heil erwartet er nur von einer Schönheitsoperation. In ihrer Not ist die Mutter schon bereit, eine solche zu finanzieren.

In dieser Situation lasse ich Herrn Jung ausrichten, dass eine solche Operation nur erlaubt sei, wenn zuvor ein Psychologe zu Rate gezogen wurde. Um überhaupt eine Beziehung herzustellen, bin ich bereit, mich ein kleines Stück auf den Wahn einzulassen. In den folgenden Gesprächen lasse ich mich von Herrn Jungs intellektueller Brillanz beeindrucken, versuche gleichzeitig seine emotionale Situation zu erfassen und zu verbalisieren. In Familiengesprächen unterstütze ich seine Autonomiebestrebungen, formuliere etwas überspitzt seine Verweigerung als Lebensvariante. In die Ohnmachtsgefühle der Eltern kann ich mich bestens einfühlen – für Herrn Jung ist auch das eine Entlastung. Die Operation spielt schließlich kaum noch eine Rolle. Die Familiengespräche bieten allen Beteiligten neue Entscheidungsräume. Für Herrn Jung geht es offenbar vor allem darum, in einer relativ verfahrenen Situation sein Gesicht zu wahren.

MERKE → Wer psychotisch wird, sich also für andere unverständlich macht, zieht sich gewissermaßen auf einen letzten Ort der Eigenheit zurück. Er versucht sich so dem vermeintlichen Zugriff anderer zu entziehen. Damit ist eine tiefe Störung des sozialen Systems und des Selbstbewusstseins verbunden. Zugleich kann dieser Rückzug aber auch die (subjektive) Funktion einer Schutzmaßnahme haben. Um die eigene Identität zu wahren, versteckt sich ein psychoseerfahrener Mensch in der Krise noch tiefer im Labyrinth der eigenen Höhle.

Eine Psychose ist Katastrophe und Selbstschutz zugleich. Sie bedeutet erhebliche Risiken, die durch die sozialen und kulturellen Reaktionen, aber auch durch die biologische Eigendynamik noch verstärkt werden. Wie jede existenzielle Krise birgt auch eine Psychose bei entsprechender therapeutischer Begleitung die Chance, sich selbst mit seinen Grenzen und Möglichkeiten vollständiger wahrzunehmen und notwendigerweise das eigene Lebenskonzept zu überprüfen.

Es widerspricht nicht den physiologischen Aspekten, ↤ **Lösungssuche** Psychosen im doppelten Sinne als Störung und Lösung(sversuch) zugleich zu betrachten. Im Gegenteil: Gerade die Veränderung des Hirnstoffwechsels im Zusammenhang mit einer Psychose kann als eine Art Bewältigungsstrategie des Körpers aufgefasst werden, die dann eine gewisse Eigendynamik entfaltet und mithin selbst zum Problem wird. Die im Folgenden immer wieder durchscheinende anthropologische Sicht versucht in diesem Sinne Brücken zu schlagen zwischen biologischen und psychosozialen Aspekten, Wechselwirkungen aufzuzeigen und diese einzubetten in ein Menschenbild, nach dem das aktive Handeln und Ringen um Gleichgewicht zutiefst im Menschen angelegt ist – und auch in Psychosen nicht aufhört. Vor allem aber soll die anthropologische Sicht helfen, das Besondere wieder in die Normalität des Menschen aufzunehmen, statt es vorschnell und ausschließlich zu pathologisieren, um auf diese Weise von Grund auf entstigmatisierend zu wirken.

Als »eigensinnig« bezeichnen wir Men- ↤ **Bedeutungen des Eigensinns** schen, die wir als sonderbar, eigenbrötlerisch und unkonventionell empfinden. In dem Wort schwingt Bewunderung mit für den Mut, sich nicht allen Normen der Welt zu unterwerfen. Gleichzeitig sind eigensinnige Menschen aber oft auch unbequem und dadurch einsam.

Menschen in Psychosen sind eigensinnig in diesem doppelten Sinn: sonderbar und eigenbrötlerisch, unbequem und einsam. Sie sprengen den Rahmen von Konventionen, allerdings tun sie das meist nicht in souveräner, selbstsicherer Weise, sondern aus einer inneren Not heraus: Menschen, die in kognitiver Hinsicht psychotisch werden, deren Sinne oder Gedanken also verrückt spielen, und auch Menschen, die im Sinne einer affektiven Psychose manisch werden, haben sich in ihrem Leben meist zu sehr nach fremden Normen gerichtet und nicht genug zu eigenen Maßstäben gefunden. Sie können bzw. müssen in der Psychose eigensinnig und unkonventionell werden, weil sie es zumindest in ihrer Selbstwahrnehmung vorher nicht konnten. Insofern darf Therapie *nicht* in erster Linie disziplinieren und den allgemeinen Normen so schnell wie möglich wieder Geltung verschaffen. Sie muss vielmehr helfen, das Unkonventionelle im Alltag unterzubringen, die manischen oder psychotischen Elemente ins normale Leben zu integrieren.

Im Zusammenhang mit Psychosen beschäftigt mich noch eine andere Bedeutung des »Eigensinns«: Es geht in Psychosen darum, Eigenheit zu wahren, die eigenen Grenzen zu bestimmen, das Eigene zu finden. Es geht zugleich um die verzweifelte Suche nach dem Sinn des Lebens und der Bedeutung der eigenen Person. Aber was passiert, wenn wir den Sinn im Eigenen suchen? Ist es möglich, den Sinn in uns selbst zu finden? Setzt Sinngebung nicht immer die Beziehung zu anderen voraus? Der bekannte Wiener Psychotherapeut V. Frankl hat sich ausgiebig mit dem Thema Sinn beschäftigt: Für ihn war es zentrale Aufgabe von Psychotherapie, Sinn zu suchen und wiederentdecken zu helfen. Für Frankl weist Sinn über den Autismus des Einzelnen hinaus auf die Verantwortung für andere und das Engagement für eine Aufgabe. Insofern scheint die Frage berechtigt, ob es Sinn ausschließlich im Eigenen überhaupt geben kann.

Die Suche nach Eigenem und die Suche nach Sinn – beide Aspekte haben eine hohe Bedeutung für die Psychosentherapie. Psychoseerfahrene haben vorübergehend den Anschluss verloren an die verschiedenen und durchaus beschränkten Versuche, der Welt und unserem Dasein Sinn zu geben. In dieser subjektiv schwierigen Lage suchen sie gewissermaßen in der Psychose einen Ausweg. Wie wir in völliger Isolation (z.B. in reiztoten Räumen) anfangen zu halluzinieren, weil wir ohne »Echo« nicht existieren können, so können wir auch ohne Sinngebung nicht sein. Dann werden alle möglichen Personen oder Gegenstände mit Bedeutung belegt, um so den Schein von Orientierung zu wahren. Tatsächlich aber geht nun erst recht die Übersicht verloren.

Vor dem Hintergrund der oben angedeuteten Überlegungen von V. Frankl wird deutlich, dass diese Eigensinn-Suche nicht einer gewissen Tragik entbehrt: Wer den Sinn im Eigenen sucht, sucht ihn da, wo er letztlich nicht zu finden ist. Wer in einer Psychose allen möglichen Zusammenhängen Bedeutung beimisst, sein Heil in Zahlen sucht oder bestimmte Wahrnehmungen auf sich bezieht, der tut das nicht sinnlos, sondern in dem Bemühen, dem Chaos der Psychose und der häufig mit Psychosen verbundenen Auflösungsangst zu entgehen. Allerdings muss eben hier eine (psychotherapeutische) Beziehung helfen, aus der Isolation herauszufinden und Sinn auch wieder im anderen, in der Hinwendung zum anderen und im Zusammensein zu finden.

MERKE → Die vorsichtige Entschlüsselung der Psychosensprache und ihrer Symbole ist nur ein Aspekt – kaum zu trennen von der Notwendigkeit, wieder in Beziehung zu treten zu anderen Menschen. Als Therapeuten müssen wir versuchen, für beides Katalysator zu sein. Die Suche nach Sinn und die Suche nach Eigenem – beides gelingt nur im Kontext mit anderen. ↱ Sprache, Seiten 69, 88

Psychosen als zutiefst menschliches Phänomen

Menschen müssen im Unterschied zu anderen Lebewesen um ihr Selbstverständnis ringen. Es gehört zu unseren Fähigkeiten, an uns zu zweifeln, andere(s) zu be-zweifeln und dabei auch zu ver-zweifeln, über uns hinauszudenken und uns dabei zu verlieren.

- Wer längere Zeit verzweifelt ist, ohne Halt und Trost zu finden, wer seine Gefühle nicht mehr mitteilen kann und sie selbst nicht mehr aushält, kann depressiv werden oder, wenn er die Flucht nach vorne ergreift, manisch.
- Wer sich selbst verliert, verliert auch seine Begrenzung und Abgrenzung zu anderen. Entsprechend verändert sich die Art, Dinge und Personen um sich herum wahrzunehmen. Die Gedanken werden sprunghaft statt logisch.

Dauert dieser Zustand an, sprechen wir von Psychosen. Wer psychotisch wird, ist also kein »Wesen vom anderen Stern«, reagiert nicht menschenuntypisch, sondern zutiefst menschlich.

»Psychose« ist ein Sammelbegriff ↤ **Kognitive und affektive Psychosen** für tiefe existenzielle Krisen, eine meist alle Lebensbereiche umfassende Verunsicherung. Subjektiv ist nichts mehr, wie es war, auch wenn sich vielleicht objektiv gar nicht viel verändert hat. Stimmung, Lebensgefühl und Lebensenergie können wesentlich verändert sein, ohne dass die Art der Wahrnehmung, des Denkens und der Sprache unbedingt beeinträchtigt ist. Die Psychiatrie sprach lange von »affektiver Psychose«, heutzutage aber meist eher von einer schweren Depression oder von bipolarer Störung. Oder es ist eher umgekehrt: Die Sinneswahrnehmungen verselbstständigen sich, das Denken wird sprunghaft und die Sprache unverständlich, ohne dass Stimmung und Energie damit automatisch verändert erscheinen. Das nennen Psychiater »schizophrene Psychose« – präziser und weniger stigmatisierend wäre: »kognitive Psychose«.

Da Stimmung und Wahrnehmung zusammenhängen, erscheint diese Trennung künstlich.

MERKE → **Auch kognitive Psychosen erscheinen bei näherer Betrachtung als affektive Störungen; auch Depression und Manie können die Wahrnehmung trüben und das Denken beeinflussen.**

Letztlich ist keine Psychose gleich einer anderen und immer in ihrer individuellen Besonderheit, im sozialen Zusammenhang und mit all ihren subjektiven, biografischen Bedeutungen zu betrachten. Nur so ist es möglich, wenigstens ansatzweise zu verstehen, wie ein Mensch dazu kommt, vorübergehend die Realität zu übersteigen, aus der Realität auszusteigen. Nur so kann auch eine therapeutisch tragfähige Beziehung entstehen, und die ist Grundlage einer jeden Behandlung. Jede schematische Betrachtung führt zu einer allzu »standardisierten« Behandlung.

Unterscheidungsmerkmale

Keine Psychose gleicht einer anderen, so wie auch jeder Traum anders ist, eine Analogie, auf die die psychoseerfahrene Autorin Dorothea Buck gerne hinweist. Eine Psychose ist nur unter Berücksichtigung der individuellen Biografie und der sozialen Situation, nur unter Hinzuziehung der eigenen subjektiven Bedeutungen zu verstehen. Jede Psychose erzählt eine eigene Geschichte. Und jeder Versuch der therapeutischen Begleitung und Hilfestellung ist ein besonderer Balanceakt zwischen Abstand und Nähe, Autonomie und Abhängigkeit.

Dennoch gibt es Auffälligkeiten, die sehr häufig in Psychosen auftauchen. Sie lassen sich psychopathologisch und anthropologisch beschreiben. Die pathologische Sicht benennt die Abweichungen von der Norm, beschreibt das abstrakt Krankhafte. Die anthropologische Sicht sucht auch im Besonderen und in dem, was von der Norm abweicht, das Menschliche und stellt Bezüge zwischen der psychotischen Symptomatik und der allgemein menschlichen Entwicklung her, ohne das Leiden zu leugnen.

Welche Unterscheidung verschiedener Psychosen ist nun hilfreich, und wie kann es gelingen, dabei die Komplexität und Ganzheitlichkeit des psychischen Apparates nicht aus dem Blick zu verlieren?

Wichtig erscheint eine Unterscheidung nach:

- epidemiologischen Gesichtspunkten, nach Häufigkeit und Zeitpunkt des Beginns,
- der Dauer einzelner Phasen und dem Gesamtverlauf,
- besonders betroffenen Bereichen des psychischen Apparates.

Bei schizophrenen Psychosen schwanken die Angaben zur Prävalenz, also zur Häufigkeit der Erkrankung in der erwachsenen Bevölkerung. Man geht aber allgemein davon aus, dass die so genannte Punktprävalenz (Erkrankungen zu einem gegebenen Zeitpunkt) um 0,5 Prozent der Bevölkerung beträgt. Die Lebenszeitprävalenz liegt bei knapp 1 Prozent. Das Gleiche gilt für bipolare Störungen. Der Anteil von Frauen und Männern ist annähernd gleich. Bei unipolaren Depressionen schwanken die Angaben je nach Definition und Schweregrad zwischen 2 und 5 Prozent, der Frauenanteil ist höher. ⟵ **Häufigkeit**

In aktuellen englischen und finnischen Studien mit relativ strenger Diagnostik liegt die jährliche Inzidenz, also die Anzahl der Neuerkrankungen, lediglich zwischen 7 und 14 auf 100 000 Einwohnern.

Finnische Studien legen die Vermutung nahe, dass höhere Prävalenzraten in einzelnen Landesteilen vor allem mit der schlechteren Versorgung bzw. mit der größeren Krankenhausfixierung und entsprechend schlechteren Verläufen zu tun haben. Zwischen 3 und 13 Prozent der Patienten mit kognitiver Psychose begehen einen Suizid, die meisten während der ersten beiden Jahre (ALANEN 2001, S. 46). Wie viele sich davon in Behandlung befinden oder aber schon nicht mehr und wie viele ganz ohne Behandlung sind, ist nicht bekannt. Bei depressiven oder bipolaren Patienten ist die Suizidgefahr am größten, wenn die depressive Lähmung – meist unterstützt von Antidepressiva – nachlässt, die depressive Stimmung aber noch anhält. In diesem Moment kommt die Depression gewissermaßen aus dem Gleichgewicht.

Die allermeisten Psychosen werden in Phasen ausgelöst, die für jeden Menschen kritisch sind. Sie sind gewissermaßen der Ausdruck von Lebenskrisen besonders dünnhäutiger, sensibler Men- ⟵ **Unterschiedlicher Beginn** schen. Damit sind nicht nur traumatische Ereignisse gemeint, die das seelische Fassungsvermögen eines jeden Menschen überschreiten, oder Situationen mit extremer Isolation. Auch allgemeine Lebenskrisen (life events), die zum Leben gehören und entsprechend unvermeidbar sind, können bei entsprechender Sensibilität zu psychotischen Reaktionen führen. Zeitpunkte für solche Lebenskrisen können sein:

- Pubertäre Verunsicherungen bzw. Krisen des jungen Erwachsenenalters,
- Abschluss einer Ausbildung, Eintritt ins Berufsleben,
- Geburt eines Kindes,
- Tod einer sehr vertrauten Person (Eltern, Geschwister, Partner),
- Trennung vom Partner,
- Arbeitslosigkeit bzw. beruflicher Abstieg,
- Verlust materieller Sicherheiten,
- Berentung,
- Hormonumstellung im Alter (Wechseljahre).

Je nachdem, welche Ressourcen zur Verfügung stehen, welche therapeutischen und/oder familiären Hilfen eine innere Abstützung gewährleisten, gegebenenfalls welche pharmakologischen Mittel die Reizüberflutung eindämmen können, kann die psychotische Reaktion eine Eigendynamik entwickeln oder kompensiert, d.h. aufgefangen werden.

Der Anteil von Frauen und Männern, die psychotisch werden, ist bezogen auf kognitive Psychosen und bipolare Störungen weitgehend gleich, bei schweren Depressionen überwiegen Frauen. Männer werden früher, meist zwischen dem 16. und 25. Lebensjahr zum ersten Mal psychotisch, Frauen etwas später, meist zwischen 25 und 35, mit einem zweiten Erkrankungsgipfel nach dem 40. Lebensjahr, der unter anderem damit erklärt wird, dass der Schutz der Östrogene wegfällt. Entsprechende Forschungen legen deshalb nahe, diesen Faktor bei der Medikation stärker zu berücksichtigen (RIECHER-RÖSSLER 2001).

Affektive Psychosen beginnen später als kognitive Psychosen. Das mag mit ihrem unterschiedlichen Charakter zu tun haben; die eine erscheint eher als Störung des Selbstwertgefühls, die andere grundlegender als Störung der Selbstwahrnehmung überhaupt. K. Dörner ordnet beiden Erscheinungsformen unterschiedliche Lebensaufgaben zu: Die schizophrene Psychose signalisiere Probleme in der Loslösung von der Ursprungsfamilie, also der Entwicklung von Autonomie, die affektive Psychose eher Probleme bei der Bindung, also bei der Entwicklung partnerschaftlicher Beziehungen. Da beide Aspekte aber kaum zu trennen sind, haben solche Unterscheidungen eher eine hypothesenbildende Funktion.

Bleiben die wesentlichen Veränderungen in einem zeitlichen Rahmen von etwa vier Wochen bestehen, dann sprechen wir von psychotischen Episoden oder depressiven Krisen. ↤ **Unterschiedlicher Verlauf** Erst wenn dieser zeitliche Rahmen deutlich verlassen wird, ist die Diagnose einer kognitiven oder affektiven Psychose zulässig. Der Verlauf ist individuell sehr verschieden. Mehrere Langzeit-Katamnesen (BLEULER 1972; HUBER u. a. 1980) haben gezeigt, dass etwa ein Drittel der Patienten nach einer oder mehreren Psychosen völlig genesen und nicht wieder psychotisch werden. Ein zweites Drittel weist geringe Beeinträchtigungen auf und kann in neuen Lebenskrisen erneut erkranken. Ein drittes Drittel schließlich muss mit deutlicheren Beeinträchtigungen rechnen, das Leben entsprechend umstellen bzw. Hilfen in Anspruch nehmen, die die Beeinträchtigungen auszugleichen helfen.

Neuere Nachuntersuchungen von Ersterkrankten zeigten bei einem noch deutlich höheren Anteil von 58 Prozent der Patienten keinerlei spätere Beeinträchtigung (SHEPHERD u. a. 1989). Spezielle Rehabilitationsprogramme führten angeblich bei zwei Dritteln der Langzeitpatienten zu einem günstigen Verlauf (HARDING 1987).

Die Prognose ist bei Frauen wegen des späteren Krankheitsbeginns und der deshalb weiteren Persönlichkeitsentwicklung und größeren sozialen Kompetenz günstiger. Bei Männern werden häufiger die so genannten negativen Symptome wie Rückzug und Passivität beobachtet.

Eine große Meta-Analyse von Katamnesestudien (HEGARTY 1994) zeigte eine historisch interessante Entwicklung: Während sich der Anteil von günstigen Verläufen zwischen 1956 und 1985 gegenüber dem Zeitraum vorher deutlich verbesserte, kam es anschließend wieder zu einer Verschlechterung. Man kann sich darüber streiten, ob veränderte diagnostische Konzepte oder schlechtere Behandlungsbedingungen dafür verantwortlich zu machen sind. Ohne Frage haben die Einführung der Neuroleptika seit Mitte der fünfziger Jahre und die Errungenschaften der sozialpsychiatrischen Bewegung in den sechziger bzw. in Deutschland in den siebziger Jahren große Verbesserungen gebracht. Doch jüngere Studien zeigten auch bei medikamentös behandelten Patienten ernüchternde Rückfallraten (Rezidivraten) von 38 Prozent (BÄUML u. a. 1996). Das verdeutlicht zum einen die anthropologische Bedeutung von Psychosen, unterstreicht zum anderen die Notwendigkeit einer ganzheitlichen, eben auch psychotherapeutischen und psychosozialen Begleitung.

Internationale Vergleiche der WHO erbrachten überraschende Ergebnisse: Danach sind die Krankheitsverläufe schizophrener Patienten in vielen so genannten Entwicklungsländern deutlich besser als in den Industrieländern. Verantwortlich werden etwa gemacht:

- bessere soziale Netzwerke,
- größere Chancen, sich gemeinschaftlich zu betätigen,
- tragfähigere kulturelle Muster und eine weniger ausgeprägte Praxis des Etikettierens!

Wir wissen letztlich nicht, ob ein günstiger Krankheitsverlauf der besonderen Persönlichkeit des Patienten, den Ressourcen seiner Umgebung, der guten Behandlung oder der Besonderheit der Erkrankung zuzuschreiben ist. Vermutlich spielt alles zusammen. Psychiatrisch Tätige neigen dazu, für Verbesserungen sich selbst und für Verschlechterungen andere verantwortlich zu machen. Es gibt aber nicht wenige psychoseerfahrene Menschen, die von sich sagen, sie seien ohne oder sogar *trotz* der Behandlung wieder gesund geworden (BOCK 1997).

↢ **Prädikatoren eines Verlaufs**

Vielleicht müssen wir uns also auf diese Feststellung beschränken: Die Krise selbst hat den Menschen *auch* reifen lassen, zugleich standen genügend Ressourcen zur Verfügung, sodass sich weitere Dekompensationen erübrigen.

Immerhin kennen wir einige Faktoren, die einen günstigen Verlauf wahrscheinlicher machen:

- ein biografisch später Krankheitsbeginn,
- möglichst viel Lebenserfahrung vor der Erkrankung,
- ein plötzlicher Beginn (also nicht schleichend),
- vielfältige Bewältigungsstrategien (Flexibilität),
- affektive Ausdrucksfähigkeit,
- soziale Ressourcen (etwa stabiles Familienumfeld),
- eine frühzeitige, dabei wenig etikettierende und stigmatisierende Behandlung,
- Arbeitserfahrung und materielle Sicherheit.

Bei einigen Hauptsymptomen, die mit Psychosen einhergehen können, wenn auch nicht müssen, wissen wir, dass deren Kompensation (Verarbeitung) vor allem mit der subjektiven Einstellung zusammenhängt: Gelingt es etwa Menschen, die Stimmen hören, eigene Erklärungsmodelle zu finden bzw. aufrechtzuerhalten und eigene Bewältigungsstrategien zu entwickeln, dann ist der Verlauf günstiger – und zwar unabhängig von der »Qualität« der Stimmen (negative, imperative Stimmen) (ROMME / ESCHER 2002). Bisher ist die Psychiatrie dabei eher wenig hilfreich. Auch bei den Folgen sozialer Einschränkungen spielt die subjektive Einstellung eine große Rolle: Bei dem Vergleich einer weitgehend parallelisierten Stichprobe wurden diejenigen Patienten schnell wieder rückfällig und hospitalisiert, die ihre eigene Lebenssituation ständig an den sozialen Normen einer US-amerikanischen Durchschnittsfamilie maßen; erfolgreicher waren jene, die sich einen gewissen sozialen Rückzug erlaubten (»positive withdrawl«, CORIN / LAUZON 1992).

Y. Alanen hält nach vielfältigen Studien generell die psychosozialen Faktoren für prognostisch relevanter als die klinische Symptomatik. Entscheidend sei, ob der Patient »seine Erwartungen hinsichtlich altersangemessener Ziele gegenüber seinen Mitmenschen und einem sozialen Leben aufrechterhält oder ob er sie aufgibt« (ALANEN 2001, S. 55).

Entgegen dem allgemein recht engen Verständnis von Krankheitseinsicht und Compliance stellt W. RÖSSLER (1999) fest, dass Patienten mit »idiosynkratischem Krankheitskonzept«, also mit eigenwilligem Selbstverständnis, eine höhere Lebensqualität aufweisen. Daraus ist der Auftrag an die Psychiatrie abzuleiten, vom ersten Tag an sensibler für die eigene Wirkung zu sein, Psychoedukation großzügiger und dialogischer zu konzipieren und Compliance nicht als Unterwerfung des Patienten, sondern als Ausdruck eigener Flexibilität und Kooperationsbereitschaft zu begreifen.

MERKE → **Krankheitseinsicht ist nicht als Vorleistung des Patienten zu verstehen, sondern als Aufgabe des Therapeuten. Er hat Einsicht zu nehmen – nicht so sehr in eine abstrakte Krankheit, sondern vielmehr in die konkrete Lebenssituation eines unverwechselbaren Menschen. Compliance ist nicht als einseitige Unterwerfung des Patienten unter die Regie des Arztes zu verstehen, sondern als das Ergebnis gemeinsamer Anstrengungen im Sinne einer beidseitigen Kooperation.**

Seit einigen Jahren wird heftig darüber diskutiert, ob es psychosespezifische Vorstadien, so genannte Prodromalphasen gibt. Dazu können Konzentrations- und Aufmerksamkeitsstörungen, Energieverlust, Schlafstörungen, Angst, sozialer Rückzug, Leistungseinbußen u. a. gehören (MCGORY u. a. 1996). Doch zum einen sind diese Phänomene sehr weit verbreitet und in gewisser Weise sogar altersspezifisch. Zum anderen sind sie nicht psychosespezifisch, d. h., sie weisen nicht auf eine bestimmte Erkrankung hin und die verschiedenen psychischen Erkrankungen können auch ohne diese Phänomene auftreten. Außerdem könnte man sehr grundlegend darüber streiten, was es bedeutet, bestimmte soziale Auffälligkeiten im Nachhinein zu Vorstadien einer Erkrankung zu

← **Vorstadien**

erklären, anstatt sie als Hinweis auf deren eben auch soziale Bedingtheit zu nehmen.

In diesem Zusammenhang wird auch darüber gestritten, in welcher Weise, wie früh, wie invasiv oder vorsichtig und wie etikettierend oder zurückhaltend, wie symptomatisch oder wie indirekt supportiv (unterstützend) eine beginnende Psychose behandelt werden sollte. Sehr vorschnelle Behauptungen, die Dauer der unbehandelten Psychose (DUP-Faktor) sei das alles entscheidende Prognosekriterium, mussten inzwischen wieder relativiert werden. Mal abgesehen von dem immens hohen Risiko der Fehldiagnose und Fehlbehandlung geht es vor allem darum, dem Einzelnen und seiner Familie in bestimmten Entwicklungskrisen eine möglichst konkrete und wenig etikettierende oder stigmatisierende Unterstützung zukommen zu lassen. Außerdem haben unsere eigenen Erfahrungen in einer auf unkooperative Psychoseerfahrene (Non-Compliance-Patienten) spezialisierten Ambulanz gezeigt, dass auch nach lang andauernder Symptomatik – mit oder ohne Behandlung – überraschende Wendungen und Entwicklungen möglich sind. Entscheidend sind nicht irgendwelche Patienten-Variablen, sondern neben der oft stabilisierenden Funktion der Familie unsere Flexibilität und Kreativität als professionell Tätige.

Die Unterscheidung von eher kognitiven oder eher affektiven Aspekten mag in der Praxis hilfreich sein, weil sie Schwerpunkte verdeutlicht, doch darf sie den Blick auf den Zusammenhang nicht verstellen. Gerade neuere Forschungen haben dafür sensibilisiert, dass beide Bereiche nicht völlig voneinander zu trennen sind (MACHLEIDT u. a. 1999): Auch nachhaltige Veränderungen von Denken und Wahrnehmung können eben Ausdruck einer tiefen affektiven Störung sein und/oder zu affektiven Störungen führen, etwa zu »depressiven Nachschwankungen«. Umgekehrt beeinflusst eine affektive Störung immer auch Wahrnehmung und Denken, kann also dazu führen, dass jemand »schwarz sieht« oder »auf rosa Wolken zu schweben« meint. Insofern ist die absolute Trennung künstlich.

Immerhin schließt auch nach der offiziellen ICD-10 die Diagnose einer schizophrenen (kognitiven) Psychose mögliche depressive Nachschwankungen mit ein. ↵ **Differenzialdiagnose**

Eine depressive Episode rechtfertigt also keine zusätzliche Diagnose. Dasselbe gilt für Wahnerlebnisse im Rahmen einer Depression oder Manie, sofern diese »synchron« mit der affektiven Störung erfolgen (also Verarmungswahn in der Depression oder Größenwahn in der Manie). Erst wenn die affektiven und kognitiven Aspekte der Psychose formal und inhaltlich nicht aufeinander bezogen sind, ist die Diagnose einer schizoaffektiven Störung gerechtfertigt. Nach der aktuellen Präzisierung in der ICD-10 sollte die Diagnose einer »schizoaffektiven Psychosen« (F25) also vorsichtiger als bisher erfolgen und die Diagnose einer »bipolaren Störung« (F31) häufiger ausreichend sein. Dem entsprechen auch andere Prioritäten in der Medikation, d. h. Zurückhaltung bei Neuroleptika, Priorität auf Phasenprophylaktika, die inzwischen oft Mood-Stabilizer genannt werden (z.B. Lithium und Valproat). Gesondert diagnostiziert werden außerdem Psychosen auf Grund einer Schädigung des Gehirns (F06), auf Grund des Konsums von Alkohol und Dorgen (F10–F19) sowie »wahnhafte und schizotype Störungen« (F21), bei denen der Wahn sehr verselbstständigt und unabhängig von anderen Symptomen erscheint.

Veränderungen von Wahrnehmung und Denken – kognitive Psychosen

Im Unterschied zu den affektiven Psychosen sind bei schizophrenen bzw. kognitiven Psychosen vor allem die Wahrnehmungen, die Sprache und das Denken verändert. Man spricht deshalb auch von kognitiven Psychosen. Diese Bezeichnung hat den Vorteil, dass sie historisch nicht so belastet ist, denn in der Zeit des Nationalsozialismus wurden Menschen mit der Diagnose Schizophrenie als »lebensunwert« betrachtet und ermordet. Diese grausamen Verbrechen der damaligen Psychiatrie beeinflussen das öffentliche Bild bis heute.

In einer eher kognitiven psychotischen Krise sind Geräusche oder Stimmen zu hören, Bilder zu sehen oder (seltener) Berührungen auf der Haut zu spüren, ohne dass es dafür einen entsprechenden Reiz gibt. Das bedeutet nicht, dass die Sinnesorgane beschädigt sind. Vielmehr trägt das Gehirn, das alle Wahrnehmungen transportiert, die Verantwortung für diese Eigendynamik. Es setzt sozusagen innere Impulse (unbewusste Erinnerungen, Gefühle, Spannungen, Hoffnungen und Befürchtungen) in Außenreize um. Es tut das vor allem dann,

- wenn von außen entweder zu wenig Reize ankommen (z. B. auf Grund von sozialer Isolation und bei Schwerhörigkeit) oder zu viele Informationen auf einmal das Fassungsvermögen sprengen sowie
- wenn in Krisenzeiten aus dem Unbewussten zu viele Eindrücke auf einmal ins Bewusstsein drängen, sodass unsere Verdrängungs- und Verarbeitungsmöglichkeiten (Bedenken, Vergessen, Träumen) nicht ausreichen.

Damit hängen auch Veränderungen im Denken und in der Sprache zusammen. Das Denken ist weniger logisch, weniger »folgerichtig«, eher sprunghaft und assoziativ-kreativ; die Sprache ist weniger selbstverständlich, sondern entweder eingeschränkt (Wortwiederholungen, Kreisen um bestimmte Begriffe) oder erweitert (kreative Neuschöpfungen). Sie ist dann weniger auf Kommunikation angelegt als auf Selbstaus-druck.

Kognitive Psychosen sind »gekennzeichnet durch eine partielle Desorganisation von Persönlichkeitsfunktionen, Regression der Entwicklung und einer Tendenz, sich aus interpersonellen Kontakten oft in eine subjektive innere Welt mit Halluzinationen und Wahnvorstellungen zurückzuziehen« (ALANEN 2001, S. 41). Diese Definition macht deutlich, dass die nach außen gerichteten »positiven« Symptome und die nach innen gerichtete Rückzugstendenzen, die so genannten »negativen« Symptome, nicht unabhängig voneinander zu sehen sind, auch wenn mal das eine oder mal das andere im Vordergrund stehen kann. Y. Alanen sieht den autistischen Rückzug (ebd., S. 45) als sekundäres Phänomen, dass in aller Regel durch geduldige empathische Zuwendung aufzuheben ist. Das zu Grunde liegende Dilemma ist allgemein menschlich, erscheint in der Psychose aber existenziell zugespitzt: Auf der einen Seite steht das Bedürfnis nach Kontakt, auf der anderen die Angst, missverstanden, abgewiesen oder verschlungen zu werden.

Eine kognitive Psychose bedeutet, ⟵ **Einschränkung der Realitätsprüfung** dass die Realitätsprüfung nicht mehr ohne weiteres gelingt, also innere Erfahrungen und äußere Eindrücke nicht mehr zweifelsfrei zu trennen sind. Die psychischen Grenzen verschwimmen, sodass das Erleben der eigenen Person nicht mehr ausreichend abgegrenzt ist: Eigene Gedanken können so zur äußeren Botschaft werden. Der psychische Einfluss einer anderen Person erscheint als deren Berührung. Selbstzweifel werden zur Beschuldigung Dritter oder Wünsche nach Anerkennung zur wahnhaften Bestätigungen. Gleichzeitig gelingt es in einer Psychose oft schwerer als sonst, die weiter einströmenden Informationen zu bündeln und zu gestalten, also zu verarbeiten. Da alle Informationen tendenziell gleich wichtig erscheinen, wird die Gefahr der »Überflutung« größer. Da diese Prozesse von Veränderungen im Gehirnstoffwechsel begleitet werden, ist eine Beeinflussung über entsprechende Medikamente unabhängig von den verschiedenen Theorien zur Entstehung möglich.

MERKE → **Die Einschränkung der Realitätsprüfung ausschließlich als Defizit zu betrachten greift zu kurz: Wenn die realitätsgerechte Logik in den Hintergrund tritt, bekommen unbewusste Themen und Konflikte mehr Raum, können ähnlich wie in Träumen neue, tiefere Bedeutungen bewusst werden. Wenn Informationen nicht mehr wie üblich vorgeordnet werden, können neue kreative Muster entstehen. Oft bietet das psychotische Erleben einen vorübergehenden Ausweg aus einem Entscheidungskonflikt oder aus einem emotionalen Dilemma. Doch damit aus dem Ausweg keine Sackgasse wird, sind der Dialog mit einer anderen Person, eine (psychotherapeutische) Begleitung und bei**

Bedarf auch eine entlastende Medikation sinnvoll bzw. sogar oft notwendig. Manchmal hilft auch kreative künstlerische Arbeit, das Puzzle des eigenen Lebens wieder neu zusammenzusetzen. Die Geschichte von Dorothea Buck, Autorin (ZERCHIN/BUCK 2002) und Mitbegründerin des Bundesverbandes der Psychiatrieerfahrenen, gibt ein lebendiges Beispiel:

FALLBEISPIEL ⟶ Als junge Frau an der Schwelle zum Erwachsenwerden wird sie psychotisch. Sie verlässt den festen Boden der Realität und orientiert sich an religiösen und mystischen Symbolen: Sie folgt eines Nachts dem Morgenstern und geht hinaus ins Watt. Im Nachhinein beschreibt sie drei »wahnhafte« Visionen: Sie sei die Braut Christi; ein großer Krieg werde kommen; sie werde etwas zu sagen haben, wozu die Worte von selbst kommen. Nach schrecklichen Erfahrungen in der Nazi-Psychiatrie und eher hilflosen Behandlungsversuchen später sowie nach »fünf schizophrenen Schüben« gibt Dorothea Buck ihrem Leben eine neue Erfüllung: Ihre künstlerische Arbeit als Bildhauerin, ihre Lehrtätigkeit, vor allem ihr unermüdlicher Kampf für eine Anerkennung der psychisch Kranken als Opfer des Nazi-Regimes sowie für eine humane, dem Menschen zugewandte Psychiatrie. Alle Visionen erweisen sich rückblickend als wahr: Nach ihrer Zwangssterilisation kann sie keine eigene Familie gründen, auch der Wunschberuf Kindergärtnerin wird ihr verwehrt. Ein Weltkrieg ist gekommen und nun vorbei. Und schließlich: D. Buck wird mit ihren Reden und mit ihren Büchern zur Hoffnungsträgerin einer ganzen Generation psychisch erkrankter Menschen.

Die psychopathologische Fach- ⟵ **Pathologische und subjektive Sicht**
sprache abstrahiert die Symptome von ihrem sozialen Zusammenhang und ihrer subjektiven Bedeutung. Das kann zwar vorübergehend entlastend wirken, tatsächlich aber wird so die Integration schwieriger Erlebnisse erschwert und ihre Abspaltung vertieft, was dann wiederum oft per definitionem der Krankheit angelastet wird. Wenn aber Fach- und All-

tagssprache kaum noch kompatibel sind, haben Patienten, Angehörige und psychiatrisch/psychotherapeutisch Tätige erhebliche Mühe, sich untereinander zu verständigen. Wie aber soll eine Therapie gelingen, wenn eine gemeinsame Sprache fehlt? Besteht nicht die Gefahr, dass Diagnostik und Therapie völlig auseinander fallen? Im Psychoseseminar, einer Art wechselseitiger Fortbildung von Psychoseerfahrenen, Angehörigen und professionell Tätigen, ist eines der wesentlichen Anliegen, eine gemeinsame Sprache zu entwickeln bzw. zu pflegen. Dabei entstand die folgende »Übersetzung« der Symptome einer schizophrenen Psychose (nach ICD-10) in die Sprache des Erlebens (angelehnt an: Bock u. a. 2001).

1. Gedankenlautwerden, Gedankeneingebung oder Gedankenentzug, Gedankenausbreitung

»Inspiration. Stimmen, die von innen kommen. Meist sind es eher Bilder und Symbole als abstrakte Gedanken. Die innere Welt beansprucht mehr Raum – oft ein Ausdruck von Einsamkeit, manchmal auch ein Versuch, der Überflutung durch reale Sinneseindrücke Herr zu werden.«

2. Kontrollwahn, Beeinflussungswahn, das Gefühl, »gesteuert« zu werden bezüglich Körperbewegungen, Gedanken, Tätigkeiten oder Empfindungen; Wahnwahrnehmungen; paranoide Symptome wie Verfolgungs-, Beziehungs-, Eifersuchtswahn

»Tatsächlich sind wir ständig fremden Einflüssen ausgesetzt. Insofern ist diese Wahrnehmung nicht falsch, doch wenn die eigenen Wahrnehmungsfilter durchlässig werden, sprengt die reale Beeinflussung den eigenen Rahmen. Man ist besonders sensibel für alle Formen der Kontrolle. Insofern ist es auch kein Zufall, dass bestimmten Medien – früher Fernseher, heute Computer – besondere Macht zugesprochen wird.«

»Die Erfahrungen, von denen wir uns ergriffen fühlen, entsprechen so wenig unseren normalen Vorstellungen, dass wir sie als von außen eingegeben bewerten und uns von außen beeinflusst fühlen.«

»Ein Wahn ist eine Vorstellung, die andere nicht teilen. Ein verändertes Weltgefühl führt dazu, alles miteinander in Verbindung zu bringen. Ein tatsächlicher Zusammenhang wird nicht logisch, sondern ganzheitlich erfasst – in der Art der Wahrnehmung eines Kindes. Da man diese Sinnzusammenhänge nur spürt, aber nicht wissen kann, neigt man dazu, immer mehr Bestandteile zu verbinden. Wenn aber alles eine geheime Bedeutung hat, geht der Unterschied von »wichtig« und »unwichtig« verloren. Das Gefühl der Verfolgung ist die Schattenseite davon. Wenn das Grundgefühl der Angst größer ist als das (Ur-)Vertrauen, wird die (wahnhaft) erlebte Verbundenheit zur Bedrohung.«

3. Kommentierende oder dialogische Stimmen, die über den Patienten sprechen, oder Stimmen, die aus bestimmten Körperteilen kommen

»Die eigenen Gedanken werden so bestimmend, so laut, dass man sich in dem Moment selbst nicht vorstellen kann, sie kommen aus dem eigenen Kopf. Auch andere sinnliche Erfahrungen wie Farben, Konturen, Musik werden viel stärker erlebt.«

»Innere Widersprüche sind so stark geworden, das Gefühl der Ambivalenz ist so durchgreifend, dass sich die einzelnen Positionen verselbstständigen.«

4. Anhaltender, kulturell unangemessener und völlig unrealistischer Wahn (z. B. der, eine religiöse oder politische Persönlichkeit zu sein, oder der, übermenschliche Kräfte zu besitzen)

»Wunschträume, die sich verselbstständigen, insofern Ausdruck einer inneren Kraft, manchmal auch Abwehr der tiefen Angst, sich zu verlieren, Abwehr der alltäglich vermittelten Minderwertigkeit.«

»Werden wir nicht ständig zur Identifikation aufgefordert, sind wir nicht ständig Manipulationen ausgesetzt? Außerdem: Sich so sehr in eine berühmte Persönlichkeit hineinzuversetzen, macht nicht nur mich größer, sondern auch die Berühmtheit kleiner. Das ist wichtig.«

»Ist es nicht eine religiöse Wahrheit, dass der Mensch das Ebenbild Gottes ist? Warum fühlen wir das so selten? Spricht es gegen die Religion, dass sie uns noch Symbole und Rituale liefert, uns zur Identifikation einlädt? Woran sonst sollen wir uns halten? Würde Jesus, der über den See wandelte, oder Maria, die Stimmen hörte, heute als psychotisch angesehen?«

5. Anhaltende Halluzinationen jeder Sinnesmodalität, begleitet von flüchtigen Wahngedanken ohne deutliche affektive Beteiligung

»Sich gegen eigene Gedanken zu wehren, ist schon nicht immer leicht. Wenn diese erst laut werden, also ein Eigenleben bekommen, kann es schwer werden, sich zu behaupten. Man sucht krampfhaft nach Erklärungen. In so einem Moment können auch verrückte Gedankengebäude vorübergehend Zuflucht gewähren.«

»Oft ist ein tiefes Gefühl von Einsamkeit der Ausgangspunkt. Die Halluzination täuscht mir ein Gegenüber vor. Das Gefühl, dass andere wissen, was ich denke, ist zwar schrecklich, zugleich aber auch ein Versuch, der Einsamkeit zu entkommen. Umso schlimmer ist es, wenn der Psychiater oder Therapeut nur diagnostiziert, aber nicht wirklich nachfragt, nicht wirklich interessiert ist. Viel wäre gewonnen, wenn ein Fremder, den ich nicht so leicht mit Bedeutung aufladen kann, freundlich mit mir spricht, sich wirklich für mich und meine Wahrnehmungen interessiert.«

6. Gedanken reißen ab oder schieben sich in den Gedankenfluss, das kann zu Zerfahrenheit, Aneinander-Vorbeireden oder Neologismen führen

»Die Ideen strömen. Ich weiß in diesem Moment viel mehr, als ich sagen kann. Dadurch vermischt sich alles. Ich kann nicht vermitteln, was mir wirklich am Herzen liegt. Deshalb wirke ich zerfahren.«

»Alles ist gleich wichtig. Alles ist miteinander verbunden. So ist es schwer, die Übersicht zu behalten. Manchmal habe ich dann trotzdem eine Ahnung von dem, was ›die Welt im Innersten zusammenhält‹, fühle mich eins mit der ganzen Welt. Aber wie soll ich das vermitteln?«

7. Katatone Symptome wie Erregung, Haltungsstereotypien, Negativismus (unmotiviert scheinender Widerstand gegen Aufforderungen), Stupor (verminderte Reaktion), Mutismus, Befehlsautomatismus und Wortwiederholungen

»Abwehr äußerer Beeinflussung im Zustand großer innerer Durchlässigkeit. Ein Zustand der Trance, Ausdruck von ›Überenergie‹. Eine Flucht zu sich selbst ohne jeden Ausweg.«

»Symbolisches Handeln mit einem unbewussten Zugang zu einer fremden Welt.«

»Berechtigte Abwehr von unsinnigem Verlangen. Selbstschutz. Versuch, authentisch zu bleiben. Ausdruck eines tiefen Loyalitätskonflikts.«

»Große innere Anspannung bei anhaltend großer Reizoffenheit. Wenn die niemand wahrnimmt und ausdauernd versucht, Kontakt aufzunehmen, niemand schützend wirkt, werden Einsamkeit und Angst immer größer.«

»Einzige verbliebene Ausdrucksmöglichkeit, nachdem alle anderen Versuche der Verständigung gescheitert sind. Die Bedeutung von Worten erscheint nicht selbstverständlich. Die Sprache ist nicht mehr die gleiche.«

»Ich folge einem anderen, um seine Identität anzunehmen oder von seiner Selbstsicherheit zu profitieren – eine Scheinsicherheit.«

»Wenn ich dem anderen die Worte vom Munde ablese, ist das ein Zeichen, dass wirkliche Kommunikation nicht mehr gelingt. Auch das ist ein Ausdruck großer innerer Not und ist eine Scheinsicherheit.«

8. »Negative« Symptome wie auffällige Apathie, Sprachverarmung, verflachte oder inadäquate Affekte

»Gefühle mögen unverständlich sein, wer aber will urteilen, dass sie unangemessen sind. Wenn es Gründe gibt, das Sprechen zu reduzieren oder einzustellen, warum wird dafür nur eine Seite verantwortlich gemacht? Ist vielleicht unsere Sprache zu arm, tiefe Widersprüche mitzuteilen? Für die medizinische Sprache gilt das allemal. Würden Internisten auch so einseitig werten: Gibt es eine Blinddarmverarmung oder Magenverflachung?«

»Bestimmte Erlebnisse gehen so tief, dass das Gefühl auf der Strecke bleibt. Manchmal ist Abwehr und Verdrängung der einzige Ausweg.«

»Manchmal ist der Rückzug in eine eigene Welt auch ein Schutz gegenüber einem subjektiv erlebten Zugriff anderer. Der Versuch, sich in einen letzten Hort der Eigenheit zu retten, wohin andere nicht folgen können.

Insofern kann es vorübergehend notwendig sein, dass Angehörige und Therapeuten auch das Nicht-verstehen-Können akzeptieren als Basis für den Aufbau neuen Vertrauens.«

»Wer keine Psychosen kennt, kann sich das Ausmaß der Anstrengung kaum vorstellen. Notwendig sind Liebe und Geduld. Es ist nur manchmal so wahnsinnig schwer, sich neue Erfolgserlebnisse zu schaffen und auch kleinste Schritte als positiv zu erkennen.«

Die hier dargestellten Symptome können, ←┘ **Subgruppen (nach ICD-10)** müssen aber nicht zur Diagnose »Schizophrenie« gehören. Von ihrem Vorhandensein ist nicht zwangsläufig auf diese Erkrankung zu schließen.

Laut ICD-10 (International Classification of Disease) muss mindestens ein Symptom der Gruppen 1–4 oder müssen mindestens zwei Symptome der Gruppe 5–8 länger als einen Monat fast ständig vorhanden gewesen sein. Das DSM-IV (Diagnostical and Statistical Manual of Mental Disorders) verlangt insgesamt mindestens zwei Hauptsymptome über mehr als sechs Monate. Vorher wird in beiden Systemen von »psychotischer Episode« oder »kurzer psychotischer Episode« gesprochen. Bei eindeutiger Gehirnerkrankung, während einer Intoxikation oder eines Entzugs soll keine Schizophrenie diagnostiziert werden. Frühere Zuordnungen wie endogene, reaktive oder exogene Psychosen wurden in den neueren Diagnoseschlüsseln völlig aufgegeben. Eine solche Aufteilung hat sich als unsinnig erwiesen. Allerdings fehlen der oberflächlichen Beschreibung nun erst recht die Tiefe und der Zugang zum individuellen Verstehen. Deshalb scheint mir die Zuordnung des subjektiven Erlebens unerlässlich.

Hinsichtlich der Unterteilung von Subgruppen je nach besonders betroffenen seelischen Funktionsbereichen haben sich die beiden großen Diagnoseschlüssel angenähert:

- »desorganisierte Schizophrenie« (ehemals hebephrene Schizophrenie): früher, meist langsamer Beginn; Verhalten wirkt bizarr, der Affekt unangemessen, das Denken zerfahren, das »Ich« desorganisiert; deutliche Regression;

- »katatone Schizophrenie«: eher plötzlicher Beginn, Veränderung von Antrieb und Psychomotorik wie Starre oder Stillstand (Stupor) oder panikartige Erregung bzw. Agitiertheit;
- »paranoide Schizophrenie«: Wahngedanken, Wahnstimmung und Halluzinationen (meist akustisch), Veränderung des Ich-Erlebens;
- »Borderline-Schizophrenie« (DSM-IV): ausgedehntere und/oder wiederkehrende mildere psychotische Störungen.

Veränderungen von Stimmung und Energie – affektive Psychosen

Depression ist nicht gleich Trauer. Wer wirklich trauert und dabei Halt findet, braucht nicht depressiv zu werden. Wer depressiv wird, ist verzweifelt traurig. Er trauert und versucht zugleich der Trauer zu entkommen. Er flieht in eine Leere, in eine Distanz von sich selbst, die freilich die Verzweiflung umso mehr nährt, je größer der Abstand wird.

Manie ist nicht gleich Glück. Wer wirklich glücklich ist, wem das Leben glückt, der braucht nicht manisch zu werden. Wer manisch wird, ist verzweifelt glücklich. Er sucht das Glück, wo er es nie finden wird – weit weg von sich selbst. Die eigene Anstrengung geht dabei so sehr über alle Kräfte, dass die anfängliche Euphorie bald der Angst weicht und die Verzweiflung immer größer wird. ➚ **Manie, Seite 127**

Beide Zustände können sich geradezu wechselseitig bedingen: Wer eine Manie voll auskostet, kann sich und seine Angehörigen dabei in eine so umfassende Erschöpfung bringen, dass der Absturz in die Depression wie von selbst nachfolgt. Umgekehrt kann eine Depression so tief und uferlos empfunden werden, dass als Weg nur die Flucht nach vorne bleibt.

Gemeinsam ist beiden Zuständen, dass meistens der Schlaf deutlich gestört ist, allerdings mit dem Unterschied, dass Schlaflosigkeit in der Depression als sehr quälend empfunden wird, während in der Manie das Schlafbedürfnis ohnehin erheblich reduziert ist. ➚ **Depression, Seite 125**

Ebenfalls in beiden Phasen verändert ist das Zeitgefühl: In der Depression herrscht ein Gefühl von ewigem Stillstand, die aktuelle Not hat kein Ende. Gute Erfahrungen aus früherer Zeit oder Hoffnungen auf die Zukunft sind unzugänglich. Oder die Zeit läuft einem davon, man fühlt sich gelähmt und gleichzeitig gehetzt. In der Manie scheint alles gleichzeitig möglich. Vergangenheit, Gegenwart und Zukunft verschmelzen so, dass eine realistische (Selbst-)Einschätzung kaum noch gelingt.

Während bei kognitiven Psychosen oft das *Selbstgefühl* verändert ist, können Depressionen und Manien vor allem Ausdruck eines unzureichenden *Selbstwertgefühls* sein. Vor dem Hintergrund eines vielleicht ohnehin geringen »Grundkapitals an Selbstbewusstsein« führen zusätzliche Kränkungen und Misserfolge in Verbindung mit meist überhöhten Anforderungen und Erwartungen in die Depression. Die Depression selbst beschleunigt dann noch den Teufelskreis der Selbstentwertung. Aber auch im Hochgefühl der Manie wird das Selbstwertgefühl nicht wirklich genährt, die Selbstabwertung geschieht nur verzögert und oft erst vermittelt durch die negativen Reaktionen der Umgebung.

Besondere Aspekte von Manie und Depression

Menschen, die in diesem Sinne zu Extremen neigen, sind in der Regel nicht zu wenig, sondern zu viel von einengenden Normen geprägt und fühlen sich fremden Erwartungen ohnmächtig ausgeliefert. In Depressionen ist das offenkundig: Das »Über-Ich« scheint das Ich zu erdrücken. Doch entgegen dem Anschein haben auch Menschen, die zu Manien neigen, die herrschenden sozialen Normen meist eher zu tief verinnerlicht. Manische Menschen stellen die Normen manchmal in provozierender Weise in Frage, meist jedoch ohne sie wirklich aufgeben zu können: Das Über-Ich scheint außer Kraft gesetzt, doch das Ich kann den Raum nicht füllen. Auch manische Menschen brauchen Ermutigung, ihre unkonventionellen Seiten zu integrieren, statt sie für die Manie »aufzuheben«.

Beide Zustände – Manie und Depression – ←┘ **Funktionelle Bedeutung**
bedeuten nicht nur Störung, sondern zugleich, wenn auch nur vorübergehend und unzureichend, eine Stabilisierung des inneren emotionalen Gleichgewichts. Die Manie entlastet, indem sie fremde Erwartungen und eigene Normen durchbricht, vor allem aber die eigene Angst davor abwehren hilft – allerdings um einen hohen Preis, weil diese Abwehr auf Dauer nicht gelingen kann. Die Depression schützt, indem sie Verzweiflung bindet, gewissermaßen einfriert, und zugleich der Umsetzung von Selbsttötungsabsichten eine innere Lähmung entgegensetzt. Alle Schlechtigkeiten der Welt im Inneren vorwegzunehmen ist ein depressionstypischer Teufelskreis. Das eigene Scheitern ständig selbst zu organisieren und zu beweisen erweckt zumindest den Anschein von Souveränität.

In affektiven Psychosen stehen psychische Eindrücke, biografische Erfahrungen und Hirnstoffwechsel in einer komplizierten und subtilen Wechselwirkung. Veränderungen des Hirnstoffwechsels sind nicht ursächlich und nicht allein für die extremen Stimmungsschwankungen verantwortlich zu machen. Sie beruhen vielmehr auf nachhaltigen psychischen Erfahrungen. Allerdings können Veränderungen im Hirnstoffwechsel die Empfindlichkeit für Kränkungen zusätzlich erhöhen. Insofern kann es sinnvoll sein, Medikamente zur Entlastung einzusetzen. Die eigene biografische Erfahrung und das eigene psychologische Selbstverständnis werden dadurch keineswegs bedeutungslos.

MERKE → **Auch bei affektiven Psychosen kommt es auf eine psychotherapeutische Einbettung einer möglichen medikamentösen Behandlung an. Nur die Symptome schnellstmöglich zu beseitigen ist für alle Seiten verführerisch, greift aber zu kurz und lässt auch Chancen ungenutzt. Nicht allein, ob ein Patient aus der Depression wieder auftaucht, ist entscheidend, sondern auch wie er es tut, welche neue Wahrnehmung seiner selbst er mitbringt. Nicht allein, ob jemand nach einer Manie wieder »landet«, ist entscheidend, sondern auch wie, welches bessere Verständnis seiner selbst er behält.**

Vom Erklären zum Verstehen

Wechselt man von der Beschreibung auf die Ebene der Erklärungsmodelle, tun sich scheinbar neue Widersprüche auf. Bestimmte Erklärungen werden von Fachleuten mit großer Absolutheit vertreten, andere bekämpft. Das mag damit zu tun haben, dass von verschiedener Seite versucht wird, über die Erklärungsmodelle auch die »Lufthoheit« über die Entscheidung zu gewinnen, welche Therapieprogramme notwendig sind. Diese Verschränkung erscheint fragwürdig: Zum einen ist menschliches Verhalten nicht ohne weiteres zu erklären, sondern oft bestenfalls im Nachhinein zu verstehen. Das wird für Psychosen ähnlich sein wie für das Phänomen der Verliebtheit. Zum anderen bedingt eine Erklärung ohnehin nicht zwingend eine bestimmte Therapie und wirken manche Therapien unter Umständen völlig unabhängig von ihrer Erklärung der Phänomene.

Die moderne Diagnostik (ICD-10 und DSM-IV) wird gemessen am Anspruch der Erklärung immer bescheidener, bezogen auf den Umfang der zu klassifizierenden Störungen hingegen immer unbescheidener. Verglichen mit früheren Denkmodellen wird nicht mehr absolut zwischen endogenen, exogenen und reaktiven Ursachen unterschieden, sondern deren komplexes Zusammenwirken vorausgesetzt. Das ist wirklichkeitsnäher und deshalb zu begrüßen. Dabei ist aber zu kritisieren, wenn damit jedes Ringen um Verstehen und Nachvollziehen einer individuellen Entwicklung als angeblich unwissenschaftlich aufgegeben und aus dem wissenschaftlichen Diskurs ausgegrenzt wird. Hier wird das »Kind mit dem Bade ausgeschüttet«: Völlige Theorielosigkeit ist keine Lösung. Das dialogische Ringen um ein individuelles Verständnis kann sehr wohl wissenschaftlichen Ansprüchen genügen, wenn es gelingt, höchst unterschiedliche Wissenschaftsbereiche einzubeziehen und zu integrieren.

Die Zeit ist reif, die verschiedenen Erkenntnisse zu integrieren. Wenn es gelingt, einseitige Krankheitskonzepte zu überwinden und ein ganzheitliches Menschenbild zu Grunde zu legen, könnte ein umfassenderes Verständnis der Psychose gelingen. Die anthropologische Sicht ist dabei hilfreich. ↱ Integrative Behandlung, Seiten 63, 103

Genetische Aspekte – zutiefst Mensch sein

Für die Relevanz genetischer Zusammenhänge werden vor allem folgende Belege angeführt:

- Die Komorbidität eineiiger Zwillinge liegt höher als bei zweieiigen Zwillingen.
- Eltern schizophrener Patienten litten in 4–6 Prozent, Geschwister in 8–12 Prozent, Kinder in 10–15 Prozent der Fälle ebenfalls an einer schizophrenen Psychose.
- Bei Adoptionsstudien weisen Kinder psychotischer Eltern eine größere Disposition auf als Adoptivkinder gesunder Eltern. Umgekehrt zeigen die leiblichen Eltern von erkrankten Adoptivkindern zu einem größeren Prozentsatz ebenfalls Erkrankungen auf als die Wahlverwandtschaft.

Seit den neunziger Jahren wurde in molekulargenetischen Studien versucht, bestimmte für schizophrene Psychosen relevante Gene ausfindig zu machen. Die Ergebnisse sind widersprüchlich und insgesamt eher »ernüchternd« (PORTIN/ALANEN 1997).

Einzuwenden ist, dass identische Zwillinge nicht nur dieselben Gene, sondern auch sehr ähnliche Entwicklungsmilieus haben. Auch Adoptivkinder haben eine gemeinsame Entwicklungszeit. Insbesondere die biologischen und psychologischen Einflüsse aus der Zeit vor der Geburt könnten bedeutsam sein. Ob die besonderen Identitätsprobleme von Zwillingen eine krankheitsspezifische Rolle spielen, ist wenig untersucht. P. TIENARI u. a. (1993) fanden heraus, dass Adoptivkinder von schizophrenen Müttern zu einem höheren Prozentsatz ebenfalls psychotisch wurden

als eine Kontrollgruppe, dass die Störungen der Adoptivkinder statistisch aber gleichzeitig mit ungünstigeren Entwicklungsmilieus und als drittem Faktor mit fehlender Empathie zusammenhingen. Umgekehrt ergab sich, dass ein gesundes und stabiles Familienmilieu auch »genetisch« belastete Kinder vor einer Erkrankung schützen konnte. ⌐ **Familie, Seiten 54, 76, 107**
Auch neuere molekulargenetische Studien haben gezeigt, dass allenfalls »die Empfänglichkeit für Schizophrenie polygenetisch bedingt ist, von mehreren Genen mit geringer Wirkung abhängt und mit psychischen und psychosozialen Umweltbedingungen interagiert« (ALANEN 2001, S. 73).
Gegen die Hypothese einer genetischen Vermittlung der Schizophrenie spricht auch die Tatsache, dass die Inzidenzrate nicht geringer wird, obwohl die Fruchtbarkeit von Menschen mit schizophrener Psychose ungefähr 50 Prozent niedriger ist (ALANEN 2001, S. 69).
Die genetische Ausstattung eines Menschen hat Einfluss auf die Wahrscheinlichkeit, (psychisch) zu erkranken. Das ist nicht erstaunlich, kann auch gar nicht anders sein und sagt dennoch über den Charakter der Erkrankungen nicht viel aus. Zu beobachten ist ein unseliger und unverantwortlicher Hang zu einer Vereinfachung, die der Komplexität psychischer Erkrankungen schlichtweg nicht gerecht wird.

- Unbestritten ist inzwischen, dass Psychosen *nicht* auf direktem Wege vererbt werden. Die Frage bleibt, welche genetisch vermittelten Eigenarten die Entwicklung einer kognitiven und / oder affektiven Psychose begünstigen oder nicht begünstigen und wie dies zu bewerten ist.

- Unbestritten ist ebenfalls, dass Gene nicht deterministisch wirken, d.h., sie legen den Menschen *nicht* fest. Gene können »schlafen« und durch bestimmte Einflüsse von außen »geweckt« werden.

- Nicht ein, sondern mehrere Gene werden mit dem Phänomen der psychischen Dünnhäutigkeit in Verbindung gebracht. Das heißt, dass insgesamt ein hoher Anteil aller Menschen (die Schätzungen reichen bis 40–50 Prozent) eine entsprechende Veranlagung haben, die meisten ohne jemals zu erkranken.

- Die menschliche Vielfalt schließt die Abweichung von der Norm mit ein. Die genetische Abweichung ist die Voraussetzung für die Entwicklung des Menschen, Fehlerfreundlichkeit ist ein evolutionäres Prinzip (Chr. und E. U. von Weizsäcker 1988).
- Aus anthropologischer Perspektive kann man die Reizoffenheit psychosenaher Menschen als Extremvariante einer menschlichen Fähigkeit begreifen, die eigentlich ein Anpassungspotenzial bedeutet (Möhlenkamp 2001).

MERKE → Nicht die Krankheit Schizophrenie wird genetisch determiniert, sondern der Mensch in seiner (generellen, graduell abgestuften) Fähigkeit, psychotisch zu werden.

Somatische Aspekte – der Körper spielt (nicht) immer mit

Diskutiert werden strukturelle Abweichungen des Gehirns, die für die Entwicklung von Psychosen anfälliger machen könnten, und funktionelle Abläufe im Gehirn während einer Psychose.

Einige Untersuchungen zeigen ein vergrö- ←┘ **Strukturelle Abweichungen**
ßertes Verhältnis von Ventrikeln zu Hirngewebe und ein vermindertes Volumen im Bereich des mittleren Temporallappens und des Thalamus. Die Befunde gelten teilweise auch für die Zeit vor Krankheitsbeginn und bleiben zum Teil auch bei Nachuntersuchungen unverändert. Allerdings sind die Prozentzahlen mit 6 bis 40 Prozent sehr unterschiedlich (Cleghorn u.a. 1991) und gelten zurzeit unspezifisch auch für andere psychische Erkrankungen. Neuere Untersuchungen sprechen von Veränderungen im Bereich des rechten Hippocampus auch im Zusammenhang mit posttraumatischen Stressreaktionen.

Es gibt keine eindeutige Erklärung oder Interpretation der Bedeutung dieser Befunde. Mögliche Hintergründe können sein: eine immunologische Störung, ein perinatales Trauma, eine toxische Störung oder auch eine Infektion der Mutter während der Schwangerschaft. Auch frühe psychosoziale bzw. interpersonelle Belastungen können die Entwicklung des Gehirns beeinflussen. Außerdem wird nicht ausgeschlossen, dass es sich um eine Variante des Entwicklungsspektrums handelt, das unabhängig von jeder Erkrankung bei ungefähr 0,5 Prozent der Bevölkerung auftritt. Die Konsequenzen einer möglichen Beeinträchtigung durch diese Veränderungen werden sehr widersprüchlich diskutiert. Möglicherweise ist die Fähigkeit, Informationen zu filtern und Sinneswahrnehmungen rückzukoppeln, beeinflusst. Doch gilt das nicht spezifisch für Psychosen und ist allenfalls als einer von mehreren Risikofaktoren anzusehen. Ganz grundlegend ist zu beachten, dass das Gehirn ein plastisches Gebilde ist, dessen spezifische Ausgestaltung wesentlich von seiner Inanspruchnahme und seinen Funktionszuweisungen beeinflusst wird. So kann insbesondere eine frühkindliche Isolation die Hirnentwicklung beeinflussen oder auch eine spätere einseitige Hirnnutzung bestimmte Bahnungen prägen. Umgekehrt hat das Gehirn eine ausgeprägte Fähigkeit, Funktionen umzuleiten und Fehlentwicklungen zu kompensieren.

Es ist inzwischen weitgehend unbestritten, ↩ **Funktionsabläufe im Gehirn** dass sich in Psychosen die Ausschüttung von Botenstoffen im Gehirn verändert. Verschiedene Neurotransmitter sind daran beteiligt, Impulse zwischen den Nervenzellen zu übertragen. Die Hypothese einer simplen Überaktivität des Dopamins wurde inzwischen relativiert. PET-Untersuchungen (»positron emissions tomography«) an neuroleptisch unbehandelten Patienten stellten die Bedeutung des Dopamins sogar in Frage (ALANEN 2001, S. 123). Über 40 Transmitter und ein Vielfaches an Rezeptoren (»Andockstellen«) sind heute bekannt. Mindestens drei von ihnen – Dopamin, Serotonin und Glutamat –, die überdies in einer hochkomplexen Wechselwirkung zueinander stehen, sind vermutlich an den meisten Psychosen beteiligt. Dabei kann ein Transmitter gleichzeitig in bestimmten Hirnregionen über- und in anderen unterrepräsentiert sein.

L. CIOMPI (1994) spricht in diesem Zusammenhang ganz allgemein von einer funktionellen Überlastung des zentralen Nervensystems bzw. von dessen gestörtem Gleichgewicht. Dies werde verursacht durch »einander wechselseitig verstärkende Interaktionen zwischen der ständig abnehmenden Fähigkeit zur Anpassung einerseits und den zunehmenden psychosozial oder biologisch bedingten emotional-kognitiven Stressoren andererseits«. Am Beispiel der Transmitter wird deutlich, dass sich psychische und biologische Prozesse in einer sensiblen Balance befinden, die in viele Richtungen störungsanfällig ist: Bestimmte Entwicklungsanforderungen, äußere Stressoren, innere Konflikte, hormonelle Veränderungen oder Drogenkonsum können das Gleichgewicht stören. »In einem kritischen Moment wird das psychisch-biologische System in eine neue strukturell desorganisierte Konstellation, die psychotisch ist, gezwungen.« (ALANEN 2001, S. 123) Demgegenüber greift die isolierte Betrachtung der schizophrenen Psychose als eine reine »Transmittermangelerscheinung« entschieden zu kurz.

Im Zusammenhang mit dem Stimmen- ← **Mechanismus versus Ursache** hören stellten P. K. MCGUIRE u. a. (1993) besondere Aktivitäten des Sprachzentrums fest. Er interpretierte das Stimmenhören deshalb als eine Form des inneren Dialogs. In einer weiteren Untersuchung glaubte er eine Unterfunktion eines Bereichs im seitlichen Temporallappen festzustellen, den er unter anderem für die Fähigkeit des »Monotoring« verantwortlich macht. »Menschen, die Stimmen hören, nehmen ihre in Worte gefassten Gedanken nicht als solche wahr. Sie rechnen sie fälschlicherweise der Außenwelt zu. Psychologische Behandlung kann helfen, die Stimmen als eigene Gedanken wiederzuerkennen.« (STRATENWERTH / BOCK 2001) P. K. McGuire forderte die Psychiatrie dazu auf, die Stimmen inhaltlich ernster zu nehmen und eine mögliche Unterfunktion des Gehirns psychotherapeutisch auszugleichen! Interessant auch seine grundsätzliche Interpretation von Ergebnissen der Hirnforschung: »Diese Art von Studien zeigen keine Ursachen, sondern nur Mechanismen im Gehirn: Was geschieht, wenn jemand Stimmen hört, aber nicht, *warum* das passiert.« ➞ **Stimmenhören, Seite 91, 133**

Wenn sich also der Hirnstoffwechsel in einer Psychose verändert, ist dies mit hoher Wahrscheinlichkeit eher die Folge als die Ursache der psychischen Krise. Allerdings können die Veränderungen eine Eigendynamik entwickeln und für neuen Stress noch empfänglicher machen. Diese Eigendynamik rechtfertigt, über die Möglichkeiten der medikamentösen Einflussnahme unabhängig von der Frage der Verursachung nachzudenken. Aber auch Psychotherapie kann funktionelle Einschränkungen des Gehirns ausgleichen helfen. Gerade aus naturwissenschaftlicher Sicht lässt sich der Auftrag, Psychoseerfahrene psychotherapeutisch zu begleiten, gut begründen.

Die Veränderung der Transmitter hat vermutlich ↤ **Wechselwirkungen** zunächst sogar eine kompensatorische Funktion. Die Folge ist jedoch eine Überreizung der Sinne und eine wachsende Unfähigkeit, die eingehenden Signale nach gewohnten Schemata zu sortieren und zu ordnen. Das Denken wird eher assoziativ statt logisch, die Wahrnehmung reagiert auf innere Botschaften ebenso wie auf äußere. Dieser Zustand erklärt sowohl die erschwerte Orientierung in akuten Phasen als auch die kreativen Fähigkeiten psychoseerfahrener Menschen.

Dass sich der Hirnstoffwechsel in Psychosen verändert und diese Veränderungen je nach Gewichtung Einfluss auf Wahrnehmung und Denken oder Stimmung und Energie haben, ist weitgehend unumstritten. Uneindeutig aber ist, wie diese Veränderung zu erklären ist und in welcher Wechselwirkung bzw. in welchem zeitlichen Zusammenhang sie geschieht. Frühere Theorien gingen noch davon aus, dass Prozesse im Gehirn schon deshalb ursächlich sein müssen, weil sie im Gehirn stattfinden. Inzwischen weisen immer mehr Untersuchungen darauf hin, dass gerade das Gehirn ein höchst plastisches Gebilde ist, das sogar mit seinen Strukturen und erst recht in seinen Abläufen auf psychische Ereignisse reagieren kann.

Wenn wir aufhören, körperliche Vorgänge immer gleich zur Ursache zu erklären, wird es uns wieder besser gelingen, den Körper als Spiegel der

Seele wahrzunehmen und uns für das Körpergefühl in Psychosen unvoreingenommen zu interessieren. Ein Betroffener sagte einmal: »Die ganzen Emotionen gehen in den Körper rein, während sonst die Emotionen reflektiert und in Sprache umgesetzt werden. Das fließt. Wenn ich zum Beispiel Angst hatte, habe ich mich nicht hingesetzt und gesagt, ich habe Angst, sondern bin eben weggerannt, wie ein Tier, das flüchtet. Das mag animalisch sein, aber ist es deshalb auch immer krank?«

Ein reduktionistisches somatisches Psychosemodell schreckt viele Patientinnen und Patienten ab, die ansonsten etwa von der Medikamentenbehandlung profitieren könnten. So wird eine allzu enge Sichtweise der Psychose für die Psychiatrie selbst zum Problem. Das Problem der so genannten Non-Compliance ist seit dem Einsatz neuerer, atypischer Neuroleptika bei weitem nicht verschwunden. Gerade ein umfassendes Verständnis der Psychose einschließlich der anthropologischen Aspekte und eine integrative Sicht auf den Hirnstoffwechsel als intermittierende Variable könnte die Konzeption umfassender Therapieprogramme weiter voranbringen, ohne die Pharmakotherapie auszuschließen, diese durch die Einbindung vielleicht sogar akzeptabler machen.

MERKE → **Um eine Psychose mit den typischen Reizüberflutungen einzudämmen und die Symptome zu reduzieren, können neuroleptische Medikamente hilfreich sein. Doch das setzt in der Regel die Akzeptanz des subjektiven Krankheitskonzeptes und die Integration des Patienten in eine tragende therapeutische Beziehung voraus.**

Psychische Aspekte – Entwicklung als Weg durch Widersprüche

Es ist hier kein Platz, alle wesentlichen Befunde über Einflussfaktoren wiederzugeben, die die psychische Entwicklung eines Menschen günstig oder ungünstig beeinflussen. Sie sind nicht krankheitsspezifisch, erst recht nicht psychosespezifisch. Doch selbstverständlich kann alles, was uns psychisch stabilisiert, eine mögliche Verletzlichkeit (Vulnerabilität) ausgleichen und unsere seelische Widerstandskraft erhöhen, sodass auch die Wahrscheinlichkeit abnimmt, in einer konkreten Konfliktsituation psychotisch zu dekompensieren. Gleichzeitig können destabilisierende Bedingungen das Gegenteil bewirken. Dabei sind einzelne Begebenheiten in ihrer Bedeutung nicht zu überschätzen, sondern – vergleichbar einem Puzzle mit unendlich viel Teilen – in ihrer Wechselwirkung zu sehen.

Im Zusammenhang mit der Entwicklung von Psychosen ist vielleicht die generelle Beobachtung wichtig, dass es zwar traumatische Erlebnisse gibt, die für sich genommen das seelische Gleichgewicht eines Menschen empfindlich stören können. Gewalterfahrungen, sexuelle Übergriffe sowie Isolation gehören sicher dazu. Ansonsten sind es allerdings nicht so sehr eindeutig widrige Entwicklungsbedingungen eines Kindes, die die Wahrscheinlichkeit einer Psychose erhöhen, sondern vor allem Widersprüche zwischen innerer und äußerer Entwicklung eines Menschen. Und diese festzustellen, kann nur mit Hilfe der subjektiven Perspektive gelingen. Das macht entsprechende prognostische Forschung aufwändig und schwierig. Widersprüche lauern schließlich überall, gewissermaßen ist die menschliche Entwicklung geprägt von Spannungsfeldern, zwischen denen es sich zu orientieren gilt.

Bedeutsam ist vor allem die Spannung zwischen dem Wunsch nach Symbiose und nach Individuation sowie der Angst vor beidem. Die verschiedenen psychotherapeutischen Schulen haben unterschiedliche Begriffe für diesen Grundkonflikt, der sich in den einzelnen Altersstufen verschieden darstellt. Interessant sind in diesem Kontext die Forschungen zur Bedeutung der frühen Bindung (in psychoanalytischer Sprache: »Entwicklung von Selbstobjekten«) und zur Wechselwirkung der Persönlichkeitsentwicklung von Eltern und Kindern. Mehr Beachtung als früher finden dabei die Wechselwirkungen von physiologischen und psychologischen Prozessen, also etwa auch zwischen der möglichen Vulnerabilität eines Kindes und der Reaktion der Eltern.

Neu ist der systemische Grundgedanke, der erfreulicherweise auch dort zu spüren ist, wo er nicht explizit behandelt wird, nämlich dass günstige wie ungünstige Entwicklungen nicht *eine* Ursache haben, sondern komplexen Wechselwirkungen unterliegen. Das gilt auch für die frühkindliche Entwicklung. Entsprechend kommt nicht einer Person allein Schuld oder Verdienst zu. Psychotherapeutische Anstrengungen haben entsprechend nicht das Ziel, Schuld festzustellen oder Verdienst zuzuteilen, sondern Zusammenhänge und Hintergründe zu verdeutlichen, wechselseitiges Verstehen zu ermöglichen und so zum Beispiel das Gesamtgefüge der Familie zu entlasten.

Die für den Menschen we- ⟵ **Symptome als Ausdruck aktiven Handelns** sentliche Fähigkeit, zielgerichtet zu handeln, ist in Psychosen zwar erschüttert, aber nicht außer Kraft gesetzt. Auf einem sehr viel existenzielleren Niveau haben auch psychotische Symptome die Funktion, das psychische Überleben zu sichern und subjektiv noch bedrohlichere Gefahren abzuwenden. So kann das Stimmenhören auch als »fauler Kompromiss«, Rückzug in eine innere Welt als Schutz vor Beeinflussung oder eine konkrete Wahnvorstellung kann als Kanalisation von Angst erscheinen. Patienten sind nicht einfach passive Opfer fremder Einflüsse, sondern aktiv an der Ausbildung von Psychosen beteiligt. Sie versuchen in der Psychose mehr oder weniger verzweifelt, einem bestimmten inneren Konflikt zu entgehen, ein unaushaltbares Gefühl zu vermeiden oder eine nicht einzuordnende Wahrnehmung auszublenden. Die langfristige Auswirkung der Psychose wird (ohne Hilfen) kaum konstruktiv ausfallen können, doch deren momentane Funktion zu leugnen, würde bedeuten einen Verstehenszugang aufzugeben.

Die hier angedeutete anthropologische Sichtweise hat den Vorteil, dass der Patient nicht in der passiven Opferrolle versinken und jede Verantwortung leugnen muss. Es geht nicht darum, die Symptome zu verharmlosen oder Hilfe zu verweigern, vielmehr darum, vollständig wahrzunehmen und Hilfen von vornherein dialogisch anzulegen. Dass die verschiedenen psychotischen Symptome untereinander eine Bewältigungsfunktion haben können, ist auch gar keine neue Entdeckung, sondern wurde bereits von den Klassikern wie E. Kraepelin und E. Bleuler gesehen. Neu ist höchstens die akzentuierte Formulierung und deren psychotherapeutische Relevanz: »Die meisten psychotischen Symptome sind nicht das Resultat von defizienten Ich-Funktionen, sondern der Ausdruck einer aktiven Abwehr von Dilemmata, welche eine unerträgliche intrapsychische Spannung erzeugen. Das hervorstehende Dilemma ist dasjenige zwischen Objektlosigkeit und Fusion mit dem Objekt.« (Mentzos 2002) Man könnte auch sagen: zwischen der Angst vor dem Alleinsein und der Angst vor Verschmelzung. Zwischen Nähe und Distanz die individuell passende Balance zu finden ist eine Lebensaufgabe.

Bezogen auf den Genesungs- ⟵ **Bedeutung der subjektiven Einstellung** prozess gewinnt die subjektive Perspektive immer mehr an Bedeutung. In den letzten Jahren hat sich eine äußerst vielfältige und sehr ergiebige subjektorientierte Forschung entwickelt. Darin ist vielfach belegt worden, dass die subjektive Einstellung eines Menschen bei der Erkrankung und Behandlung großen Einfluss auf die Chancen der Genesung hat (Recovery-Ansatz). Insofern ist völlig unverständlich, warum die subjektive Einstellung, also die individuellen Erklärungsmodelle und Bewältigungsstrategien, im psychiatrischen Alltag so wenig wahr- und ernst genommen werden.

Untersuchungen zum Phänomen Stimmenhören haben gezeigt, dass die subjektive Interpretation der Stimmen einen hohen Einfluss darauf hat, ob die Integration der Wahrnehmung gelingt oder ob sich eine Eigendynamik in Richtung Psychose entfaltet – und zwar unabhängig davon, ob es sich um imperative oder kritische Stimmen handelt. Es kommt also keineswegs nur darauf an, schnellstmöglich zu diagnostizieren und das psychiatrische Instrumentarium möglichst rasch einzusetzen. Viel wichtiger ist, den Interpretationsspielraum der Patientinnen und Patienten zu erweitern und zu unterstützen.

Auch bei der Integration langfristiger Psychoseerfahrungen spielt die Wahrnehmung und Deutung von Halluzinationen sowie von paranoiden Erlebnissen und Wahnvorstellungen eine große Rolle. Je nachdem, ob bestimmte psychotische Wahrnehmungen zu deuten und in ihrer Bedeutung zu integrieren sind oder ob dies auf Grund der Bedrohlichkeit der Wahrnehmungen nicht gelingt und nicht gelingen kann, hat dieses Auswirkungen auf die Akzeptanz und die Wirksamkeit (!) therapeutischer Maßnahmen, einschließlich der Medikation. ↪ **Wahrnehmung, S. 31**

MERKE → Je mehr die Subjektivität des Patienten, natürlich auch seiner Angehörigen, in den Vordergrund gerückt wird, desto deutlicher wird es auch, dass es nicht mehr um ein Entweder-oder von Psycho- und Pharmakotherapien gehen kann, sondern um eine dialogische Verständigung hinsichtlich der Balance von beiden. ↪ **Pharmakotherapie, Seite 111**

Familiäre Aspekte – Orte, nicht Ursachen

Für die meisten Menschen ist die Familie der Ort der ersten prägenden Erfahrungen. Und die ersten Bindungen und Enttäuschungen haben ohne Frage Einfluss auf unsere psychische Entwicklung. Wenn es einer Familie gelingt, emotionale Stabilität zu gewährleisten, ohne eine Scheinwelt von Harmonie vorzutäuschen, eine Streitkultur zu entwickeln, ohne einander abzuwerten oder die Beziehungen grundsätzlich in Frage zu stellen, und die Beziehungen untereinander innig, lebendig und flexibel zu gestalten, ohne dass Generationsgrenzen verletzt, Kinder oder Eltern dominiert oder symbiotisch besetzt werden, dann ist das ein großes Glück für alle Beteiligten und eine gute Basis für Urvertrauen und seelische Gesundheit. Gleichzeitig ist zu bedenken, dass alle Eltern auch Kinder waren / sind, in dem Sinne also immer auch weitergeben, was sie selbst erfahren haben. Die Familie steht in einem historischen Zusammenhang; sie ist keine Insel der Glückseligen, sondern ihrerseits Brennpunkt von widerstreitenden Einflüssen, Konflikten und Ideologien.

So wie die Familie Ort oder Rahmenbedingung der individuellen Entwicklung ihrer Mitglieder und deren früher Biografien ist, mag sie auch Ort der Entstehung einer Psychose sein sowie die Entwicklung von Abwehrkräften und Ressourcen beeinflussen. Die Familie ist allerdings *nicht* die Ursache einer bestimmten psychischen Erkrankung. Das gilt auch dann, wenn man notwendigerweise mögliche Fehlleistungen im Zusammenleben in Rechnung stellt.

Dabei ist nicht zu leugnen, dass sich auch in Familien traumatische Ereignisse abspielen, die die psychische Stabilität eines Mitglieds ernsthaft gefährdet. Das gilt für sexuellen Missbrauch und Gewalt ebenso wie für tragische Ereignisse sowie für Trennung oder Tod. Dies darf nicht ausgeblendet werden, weil es Einfluss auf die Therapie haben kann und muss. Dennoch ist klar zu sagen, dass keine der Theorien, die die Familien kausal für *die* Schizophrenie, Depression oder Manie verantwortlich machten, bis heute überlebt hat. ↱**Familientherapie, Seite 83, 106**

Ausgehend von der Kybernetik und Kommunikationstheorie entwickelten G. Bateson u. a. das Konzept des »Double bind«, wonach permanent widersprüchliche Botschaften ein Kind nachhaltig verunsichern können. Inzwischen ist jedoch klar, dass solche Phänomene eher unspezifisch sind, also nicht direkt mit der Genese von Psychosen zusammenhängen. G. Bateson (1981) selbst schränkte ein, dass widersprüchliche Botschaften in einer widersprüchlichen Welt bis zu einem gewissen Punkt unvermeidlich und notwendig seien und dass Menschen, die Widersprüche um jeden Preis vermeiden wollten, kaum auf die reale Welt vorbereitet sein könnten. Ähnliches gilt für andere Befunde zu Kommunikationsabweichungen in Familien von Menschen mit kognitiver Psychose.

Als deutlicher Fortschritt erwies sich die systemorientierte Betrachtung, wonach die Familie ein offenes System ist, mit Wechselwirkungen zwischen allen Mitgliedern und Einflüssen von und nach außen. So ergibt sich eine neue Interpretation der Studien zu High-expressed-Emotions (EE-Modell), also zur hohen emotionalen, dabei kritischen Involviertheit der Eltern in die persönlichen Belange von schizophrenen Kindern, und zwar verbunden mit einer hohen Rückfallneigung. Die emotionale Beteiligung der Eltern wurde zunächst vorschnell als Ursache des ungünstigen Verlaufs interpretiert, später auch als mögliche Folge. Entscheidend ist dabei – und da ist die therapeutische Konsequenz eindeutig –, die Familien nicht allein zu lassen und ihnen eine therapeutische Begleitung anzubieten, möglichst *bevor* sich ein Verlauf als ungünstig erweist.

Die psychischen Faktoren, die mit der Entwicklung einer schizophrenen Psychose zusammenhängen können, gehen weit über die Familie oder eine bestimmte Beziehung in der Familie hinaus. Das alte Konzept der »schizophrenogenen Mutter« etwa ist ungerecht, etikettierend, schädlich und falsch.

Nicht auszuschließen ist eine sensible Wechselwirkung zwischen einer wie auch immer bedingten Vulnerabilität des psychotischen Menschen und ungünstigen Reaktionen der sozialen Umgebung. Selbst- und Fremdbild sowie eigene Ziele mit bewussten oder unbewussten Erwartungen der Eltern abzugleichen, das ist ohnehin in fast jeder Familie kein einfacher Prozess.

MERKE → **Je sensibler ein Mensch ist – ob von Geburt an oder durch seine Entwicklung –, desto sensibler reagiert er auf Lebenskrisen, also auf Ereignisse, die im Leben kaum zu vermeiden sind, es sei denn um den Preis der Vitalität. Da viele dieser Lebensereignisse eng mit dem familiären Zusammenleben verknüpft sind, ist die Familie oft der Ort des Geschehens. Entsprechend brauchen viele Familien Hilfe, ein besonders sensibles Mitglied durch Krisen zu begleiten und gleichzeitig »loszulassen«. Gleichwohl ist die Familie für viele Menschen mit schizophrener Psychose vor allem ein wichtiger Ort der Kompensation und Unterstützung. Das anzuerkennen könnte die Basis sein, familiäre und professionelle Ressourcen stärker aufeinander abzustimmen und zu verbinden.**

Soziale Aspekte – Stigmatisierung

Rein soziologische Theorien sind heute stark zu relativieren, gleichzeitig aber in ihrer Bedeutung neu zu entdecken. Die antipsychiatrische Labeling-Therorie, wonach schizophrene und andere Psychosen erst durch Definition und Diagnostik in Erscheinung treten und soziale Bedingungen *allein* Psychosen hervorbringen können – etwa durch Prozesse der sozialen Ausgrenzung und Etikettierung –, gilt als widerlegt. Auf der anderen Seite ist erwiesen, dass Etikettierung und die damit verbundene Stigmatisierung den Verlauf der Erkrankung ungünstig beeinflussen. Die günstigere Prognose in Entwicklungsländern wird vor allem mit der dort geringeren Neigung zu medizinischer Etikettierung erklärt! In dieselbe Richtung zeigen die schon erwähnten Befunde von W. RÖSSLER (1999), wonach Patienten mit »idiosynkratischen«, also »eigenwilligen«, Krankheitskonzepten eine höhere Lebensqualität aufweisen.

Öffentliche Vorurteile und gesellschaftliche Bewertung ↩ **Stigmatisierung** haben negative Auswirkungen auf die Lebensqualität insbesondere von Psychose-Patienten und ihren Familien. Es ist deshalb ein zutiefst trialogisches Anliegen, nicht nur die wechselseitigen Vorurteile zu bearbeiten, sondern auch das öffentliche Bild von Psychosen zu verändern. Sogar die Weltgesundheitsorganisation und der Weltverband für Psychiatrie haben »Antistigmakampagnen«, insbesondere zum Thema Schizophrenie, gestartet. Schaut man sich die aktuellen öffentlichen Vorurteile inhaltlich an, so wird deutlich, dass sie im Wesentlichen die Fehleinschätzung der Psychiatrie aus Vergangenheit und Gegenwart spiegeln. Begreift man Stigmatisierung soziologisch nüchtern als die »Zuordnung gesellschaftlich negativ bewerteter Merkmale«, dann wird erkennbar, dass die Psychiatrie an der Stigmatisierung historisch und aktuell aktiv beteiligt ist.

Ob und wie die Stigmatisierung geschieht, entscheidet sich nicht erst mit der Entlassung aus dem Krankenhaus, sondern (und zwar spätestens) mit dem ersten Tag der Behandlung und der Diagnosestellung. Es geht nicht allein darum, eine schlecht informierte Öffentlichkeit aufzuklären. Mindestens ebenso wichtig ist es, die Sprache der Diagnostik und der Behandlung so zu wählen, dass die kompliziert gewordene eigene innere Welt besser integrierbar und eben nicht einfach nur abgespalten und mit Fremdworten belegt wird. Es geht darum, Selbst-Verstehen zu fördern und das Risiko der (Selbst-)Stigmatisierung in jede Therapie zu thematisieren.

ABBILDUNG Stigmatisierung als Prozess

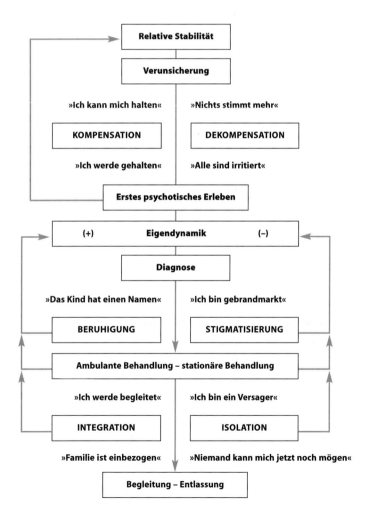

Ob ein Mensch stigmatisierbar ist, hängt nicht nur von seinen Merkmalen bzw. den Merkmalen einer erworbenen Krankheit, angeborener Behinderung oder der Zugehörigkeit zu einer Minderheit ab, sondern auch von dem Menschenbild, an dem die Abweichung gemessen wird. Wird Gesundheit gleichgesetzt mit einem Höchstmaß an Leistungsfähigkeit, Flexibilität, »ewiger Jugend« und Attraktivität, dann ist jeder, der diese Kriterien nicht erfüllt, tendenziell stigmatisiert. Behandlung mag sich manchmal damit begnügen, die Abweichung auszugleichen, die Behandler müssen sich aber auch mit dem eigenen Menschenbild auseinander setzen.

Im klinischen Alltag ist gute Psychiatrie immer *Sozial-* ↢ **Sozialpsychiatrie** psychiatrie. Schon in der Akutbehandlung gilt es, milieutherapeutische Gesichtspunkte besser zu berücksichtigen, um die Medikation auf das medizinisch notwendige Maß reduzieren zu können und sie nicht zu sozialen Zwecken (Disziplinierung) zu missbrauchen.

Die Wirkung der Medikation wird in hohem Maße von subjektiven und sozialen Faktoren mitbestimmt. Das Problem der Non-Compliance, also der misslingenden Kooperation seitens der Patienten, hängt bei weitem nicht allein von den Nebenwirkungen der Medikamente ab, sondern auch von der Arzt-Patient-Interaktion und von der Qualität der therapeutischen Beziehungen. Entscheidend für eine langfristige Stabilisierung sind:

- die Integration des Erlebten,
- die Nachreifung und Stärkung der eigenen Identität,
- die Weiterentwicklung sozialer Kompetenzen,
- das Zurückgreifenkönnen auf soziale Ressourcen und
- das Aufgehobensein in einem sozialen Netz von Beziehungen, Aufgaben und Verantwortlichkeiten.

Die Diskussion um die Chancen sozialer Rehabilitation und Reintegration von psychisch Erkrankten hat sich verändert und erweitert. Es geht nicht in erster Linie um institutionelle Lösungen (Wohnheime und Werkstätten für Behinderte), sondern um das Absichern individueller sozialer Rechte und Grundbedürfnisse. Statt Wohnheime gibt es betreute Wohnungen, statt Werkstätten für Behinderte geschützte Arbeitsplätze. Es geht um normale und selbstverständliche Bedingungen für psychisch erkrankte Menschen und um den Ausgleich von krankheitsbedingten Beeinträchtigungen. In diesem Sinne geeignete Wohn- und Arbeitsbedingungen zu schaffen ist nicht mehr nur eine psychiatriepolitische, sondern genauso eine sozial- und wirtschaftspolitische Aufgabe. So gesehen rückt die Psychiatrie die Gesundheitspolitik wieder in den Kontext einer »großen Politik«. Dazu passt es auch, dass diese Ziele nicht *für*, sondern *mit* den psychisch erkrankten Menschen und ihren Familien zu erreichen sind. ↱ **Selbst- und Fremdheilung, Seite 67, 85**

Bisweilen wird den sozialpsychiatrischen Anstrengungen entgegengehalten, auf die stationäre Isolierung folge nun die ambulante Ghettoisierung. Sicher sind diese Maßnahmen in dieser Hinsicht immer wieder kritisch zu überprüfen: Schaffen wir wirklich Bedingungen für Integration? Erlauben wir wirklich Normalität und Eigenständigkeit? Gleichzeitig ist zu bedenken, dass manche Psychoseerfahrene inzwischen selbstbewusster sind: Sie sehen in der Möglichkeit, Gespräche vor allem mit anderen Psychoseerfahrenen zu führen, nicht unbedingt einen Nachteil: »Es ist kein Manko und es ist auch nicht egal, es ist ein Plus. Ich kann offen über meine Dinge reden, ich brauche niemandem etwas vormachen wie im Berufsleben, dass ich bestimmte Dinge aus meinem Leben verschweigen muss, einfach aufpassen muss, was ich sage.«

Unter der Fragestellung, wie die Selbstbefähigung von ↤ **Empowerment** Psychosepatienten zu fördern ist, haben viele Überlegungen der Sozialpsychiatrie neue Aktualität gewonnen. Dabei geht es um weit mehr als um Krankheitsmanagement. Die Macht soll neu verteilt werden, dazu gehört auch unsere Deutungsmacht, unsere Sprachgewalt, der Abbau institutioneller Fremdbestimmung durch Anstalten oder Heime. Empowerment bedeutet mehr Verfügungsgewalt über das eigene Leben, einschließlich der psychosozialen Versorgungsangebote (z. B. mit Hilfe von Beschwerdezentren, Beiräten, trialogischen Planungsgremien, eigenen Trägerschaften, Selbsthilfenetzwerken).

Empowerment meint aber auch eine innere Haltung: »Indem wir Schizophrenen uns zu unserer schizophrenen Identität bekennen, sind wir nicht mehr schizophren. Wir müssen das Paradoxe als zutiefst zu unserem Wesen gehörig annehmen, schätzen, lieben. Wir müssen uns selbst lieben; denn von Menschen, die sich in aller Öffentlichkeit dazu bekennen, verrückt zu sein, kann man doch nicht im Ernst behaupten, sie hätten kein Selbst.« (BOCK 1997)

Religiöse Aspekte – Spiritualität

Viele Patienten haben in ihrer Psychose Erscheinungen und Erlebnisse, Visionen und Stimmen, die für sich genommen am ehesten in den religiösen bzw. spirituellen Kontext passen, in diesem Rahmen jeweils auch eine Bedeutung haben. »Manchmal sind es eher unspezifische Erleuchtungs- und Lichterlebnisse, All-Einheitsgefühle. Man meint, Gottes Nähe ganz besonders zu fühlen, hört göttliche oder teuflische Stimmen, fühlt sich auserwählt oder besonders beauftragt oder – um die dunkle Seite solcher Erlebnisse nicht zu vernachlässigen – fühlt sich von Gott bestraft, von Teufeln umgeben, in die Hölle verdammt.«, so beschreibt es S. Prins in einem unveröffentlichten Text.

Es gibt Menschen, die heftige Entbehrungen und lange Meditationen auf sich nehmen, um ähnliche transpersonale Erfahrungen zu machen. Nun macht es sicher einen Unterschied, ob man nach solchen Erfahrungen strebt oder davon überschüttet wird. Doch reicht das als Differenzierung? Was heißt schon »freiwillig« oder »unfreiwillig«. Ich kenne etliche Psychoseerfahrene, die genau wissen, was sie tun müssen, um wieder psychotisch zu werden, und die auch keine Scheu haben, ihr Wissen zu benutzen. Sicher muss man auch einwenden, dass religiöse Erlebnisse im Zusammenhang mit Psychosen meist absoluter, dichter und radikaler wirken. Aber könnte es nicht sein, dass heutzutage solche Erlebnisse einfach radikaler sein müssen, um durchzudringen; schließlich leben wir in einer Zeit, in der auf der einen Seite fast ständige Reizüberflutung herrscht, auf der anderen Seite Normabweichungen sehr schnell pathologisiert werden. Der Theologe D. Schubert gab in einem Dokumentarfilm über das Stimmenhören zu bedenken: »Vielleicht müssen die Erfahrungen so krankhaften Charakter annehmen, weil sie in einer gewissen Alltäglichkeit als Schrulligkeit oder Originalität nicht mehr akzeptiert werden.« —⟨ **Eigensinn, Seiten 19, 69**

Ich will religiöse Erfahrungen und religiöse Erlebnisse in Psychosen nicht gleichsetzen. Aber ich möchte darauf hinweisen, dass beide Phänomene von ähnlichen Wurzeln, Bedürfnissen und Ängsten gespeist werden. Es ist kein Zufall, dass auch nicht religiöse Menschen in der Psychose religiös bedeutsame Symbole und Personen wahrnehmen, dass sie Kreuze tragen, sich wie Jesus fühlen, Maria nachahmen, Buße tun wollen für die Sünden anderer usw. Die Häufigkeit dieser Erscheinungen in Psychosen verweist auf ein tiefes menschliches Bedürfnis nach Transzendenz und übersinnlicher Orientierung hin. Sie verweist auf ein kulturelles Defizit. Es gibt nur noch wenige Rituale, die den Alltag bereichern oder sogar einem Lebenslauf Struktur geben.

Dies zu wissen kann therapeutische Konsequenzen haben. Es muss möglich sein, solche Themen zu besprechen, solche Bedürfnisse zu formulieren. Und es kann entängstigend und entstigmatisierend wirken, wenn wir bereit und in der Lage sind, den religiösen Gehalt psychotischer Erlebnisse zu verstehen und wertzuschätzen. Und gerade auch kirchliche Institutionen oder religiös engagierte Therapeuten können hier einen eigenständigen konstruktiven Beitrag leisten.

MERKE → Therapeuten sollten offen sein für die religiösen oder spirituellen Aspekte von Psychosen und für entsprechende Deutungen der Patienten.

Versuch der Integration

Kognitive und affektive Psychosen als organische Störung ohne Zusammenhang zu psychischen und psychosozialen Faktoren zu begreifen wird dem Wesen der Erkrankung und dem Wesen des Menschen nicht gerecht. Die gesamte biologische Entwicklung des Menschen ist ohne seine sozialen Interaktionen, ohne seine gelingenden Bindungen und Trennungen nicht zu denken. Das gilt auch für Gehirnentwicklung und Gehirnfunktionen, also für »Hardware« und »Software« gleichermaßen. Die schizophrene Psychose ist als eine tiefe Verunsicherung oder Störung der Persönlichkeitsentwicklung zu begreifen. Insofern sind auch alle für diese Entwicklung relevanten Faktoren mitzubedenken, wenn es darum geht, die individuelle Entwicklung annähernd zu begreifen und günstig zu beeinflussen. Zugleich ist aber immer zu beachten, dass diese »Störbarkeit« zum Wesen des Menschen gehört. ⇁ **Traumatisierung, Seite 132**

Zur Veranschaulichung möchte ich versuchen, ⟵ **Entwicklung einer Psychose** die verschiedenen Bedingungen einer Psychose in einer fiktiven Entwicklungsgeschichte zu veranschaulichen. Es geht dabei nicht um eine reale Person, sondern um das Zusammenspiel der verschiedenen Faktoren.

- Möglicherweise gibt es ungünstige Einflüsse während des letzten Drittels der Schwangerschaft auf die neuronale Entwicklung des Fötus (z. B. durch eine schwere Infektion der Mutter) oder Geburtskomplikationen mit kurzfristigem Sauerstoffmangel. Oder die menschliche Vulnerabilität ist ohnehin besonders ausgeprägt.
- Das Gehirn versucht diese neuronale Vulnerabilität auszugleichen. Doch vielleicht bleibt eine gewisse Beeinträchtigung von Art und Tempo der Informationsverarbeitung zurück, wobei dies nicht zwingend ein Manko ist, sondern auch eine Basis kreativer Fähigkeiten werden kann.
- In Kombination mit frühkindlichen Erfahrungen nimmt die Dünnhäutigkeit bzw. Dickfelligkeit zu oder ab. Dabei spielt die schwierige Balance zwischen Bindungs- und Trennungswünschen bzw. -ängsten

eine besondere Rolle. Da diese Prozesse von konkreten Menschen gestaltet werden und diese nicht in einem luftleeren Raum agieren, sind Störungen unvermeidlich und je nach Persönlichkeit leichter oder schwerer wiegend. Auch diese Prozesse bedeuten nicht zwingend einen Nachteil und sind nicht krankheitsspezifisch. Das Wechselspiel von genetischen, neuronalen und psychosozialen Prozessen prägt die Persönlichkeit – zunächst unabhängig von einem Erkrankungsrisiko.

- In einem komplizierten Wechselspiel von einem anfangs überwiegend familiären Prozess, an dem immer mehrere Generationen beteiligt sind, und später zunehmend starken schulischen, sozialen (Peergroup) und gesellschaftlichen Einflüssen entwickeln sich Selbst- und Fremdbilder, eigene und fremde Erwartungen, passende und unpassende Maßstäbe. Dieser Prozess ist nie reibungslos und immer widersprüchlich. Das Ausmaß der Spannungen ist entscheidend und kann vor dem Hintergrund einer gegebenen Dünnhäutigkeit destabilisierend wirken.

- Die notwendige Identifikation mit Elternpersonen und die ebenso notwendige Ablösung von ihnen ist nie reibungslos und widerspruchsfrei. Der frühzeitige Verlust eines Elternteils oder die frühzeitige Trennung der Eltern bedeutet eine vorübergehende Erschwernis der »Triangulierung«. Eine spannungsreiche Beziehung der Eltern belastet die individuelle Entwicklung auf andere Weise. Geraten Mutter oder Vater selbst in seelische Not, kann das dazu führen, dass Kinder vorübergehend als Eltern- oder Partnerersatz fungieren müssen, in diesem Sinne also unter Umständen Generationsgrenzen verletzt werden und die kindliche Balance von Bindung und Autonomie nicht mehr so frei wie eigentlich wünschenswert stattfinden kann.

- Meist gibt es zusätzliche aktuelle Konflikte um eine bestimmte, kaum zu verkraftende Trennung oder schwer zu treffende Entscheidung oder nicht zu erfüllende Aufgabe, bevor sich konkrete psychotische Symptome ausprägen. Diese haben oft erst einmal eine subjektiv entlastende

Funktion. Die meisten Menschen reagieren spontan in einer bestimmten für sie typischen Weise auf die ungewohnte Erfahrung; die einen ziehen sich zum Beispiel zurück, die anderen lenken sich ab. Viel hängt davon ab, ob in dieser Phase eine hilfreiche Interpretation der Symptomatik zur Verfügung steht und ob psychiatrische oder psychotherapeutische Hilfeleistungen nur um den Preis einer zusätzlich verunsichernden und verletzenden Etikettierung zu bekommen sind, bei gleichzeitiger Abspaltung der Konfliktsituation und der damit verbundenen Gefühle.

▪ Ab jetzt spielt es eine große Rolle, wie die eventuell notwendige psychiatrisch oder psychotherapeutische Hilfe konzipiert ist, welche Nebenwirkungen sie insgesamt hat. Die Diagnose kann beruhigen (Rumpelstilzchen-Effekt) oder beunruhigen (siehe Abbildung) – je nachdem, ob es eine tragfähige therapeutische Beziehung und eine gemeinsame Sprache gibt. Das ambulante oder stationäre Setting kann günstig oder ungünstig wirken. Die Kontinuität einer therapeutischen Beziehung über verschiedene Strukturen, Settings und eventuell auch Institutionen hinweg trägt erheblich dazu bei, ob es gelingt, die schwierigen Erfahrungen zu integrieren. Die frühzeitige Einbeziehung der nahen Angehörigen kann deren Ängste auffangen helfen und die Gesamtatmosphäre entscheidend entlasten. Je frühzeitiger dies angeboten wird, desto weniger etikettierend kann/muss sie sein.

MERKE → **Welche Aspekte im Einzelfall auch im Vordergrund stehen mögen: In Krisen aus der Realität auszusteigen, sich in Selbstzweifeln oder in Gedanken verlieren zu können gehört zum Wesen des Menschen, ist nicht nur Symptom einer Krankheit, sondern Bestandteil menschlicher Kultur. Dies Bewusstsein kann helfen, die Beteiligten zu entängstigen. Es macht Behandlung nicht überflüssig, sondern akzeptabler.**

ABBILDUNG Entwicklung und Verlauf einer psychotischen Dekompensation
(Mit Anregungen von Ciompi 1982 und Alanen 2001)

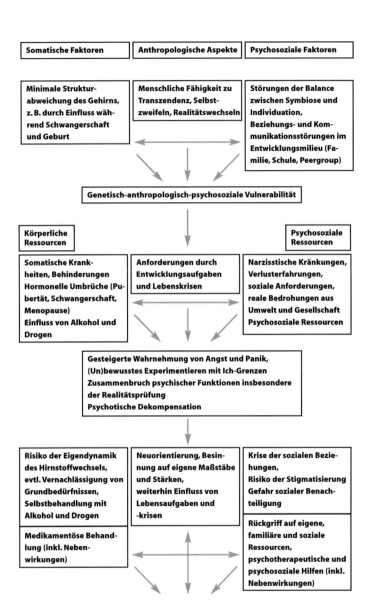

Die Frage, ob eine Psychose als Krankheit zu ver- ← **Krankheitsdefinition**
stehen ist oder nicht, spielt unter Psychiatrieerfahrenen eine gewisse Rolle; sie ist theoretisch bedeutsam und philosophisch interessant. Immerhin ist unsere heutige Sichtweise historisch betrachtet erst relativ jung und sicher noch nicht der Weisheit letzter Schluss.

In der akuten Situation ist diese grundsätzliche Frage oft eine Quelle von Missverständnissen. Wer hier als Therapeut auf einer allzu engen Krankheitsdefinition beharrt, stellt eine Falle auf, aus der der Patient vielleicht nicht mehr herauskommt. Hier scheint mir eine eher pragmatische Definition hilfreich, die den Patienten nicht auf ein bestimmtes Denkmodell festlegt, stattdessen die sozialrechtliche Schutzfunktion des Krankheitsbegriffes betont: »Wer aus körperlichen oder psychischen Gründen nicht in der Lage ist, zu arbeiten oder einer Ausbildung nachzugehen, der ist im sozialrechtlichen Sinne krank, d. h., er hat Anspruch auf Lohnersatzleistungen (Lohnfortzahlung, Krankengeld u. a.).« Bei dieser Definition stehen die Auswirkungen des Krankheitsgeschehens im Vordergrund, nicht die vermeintlichen Ursachen.

Eine bestimmte pathologische Definition eines besonderen krankheitswertigen Zustandes ist nicht zwingend schlecht, aber auch nicht per se gut. Wir müssen aufpassen, dass der Patient und seine Umgebung nicht mehr Verantwortung abgeben als unbedingt notwendig und als wir professionell Tätige verantwortlich übernehmen können. Wenn wir also die Definition einer Krankheit anbieten, dann mit der Absicht, momentan zu schützen und zu entlasten, nicht um einen bestimmten Zustand endgültig zu erklären und das Nachdenken des Patienten über bestimmte Zusammenhänge zu beenden.

Formulierungen wie »Krankheit als Weg« oder »Krankheit als Sprache« sind in der Vergangenheit sehr strapaziert worden. Euphemistische Umschreibungen können und dürfen nicht ablenken vom Leiden und von der Beeinträchtigung, die psychische Erkrankung oft mit sich bringt. Gerade unter anthropologischen Gesichtspunkten macht es keinen Sinn, Krankheit zu leugnen. Kranksein gehört zum Menschsein wie die Gesundheit. Die prinzipielle Verletzbarkeit des Menschen schließt Krankheiten des Körpers wie der Seele mit ein. Die mit psychischen Krankheiten verbundene Stigmatisierung ist gleichwohl kein Naturgesetz, sondern ein sozialer und kultureller Prozess.

Bei dieser mühsamen und schwierigen Gratwanderung erscheint es mir hilfreich, unseren Begriffen und Definitionen mehr als bisher einen (»spielerischen«) Übergangscharakter zu geben. Wir bezeichnen einen Punkt der Entwicklung eines Menschen, ohne damit seine Entwicklung festschreiben zu wollen oder vorhersehen zu können. ⇁ **Fremd- und Selbstheilung, Seite 85**

Biografisches Verstehen

Die folgende Geschichte ist authentisch. Sie berichtet von relativ extremen Erfahrungen während und nach einer Psychose und vermitteln einen Eindruck von der funktionalen und biografischen Bedeutung einer Psychose. Und sie gibt einen Eindruck von der enormen Kreativität, die Psychoseerfahrene aufbringen, um mit den überwältigenden Eindrücken fertig zu werden, sowie von dem Preis, den sie für diese Erfahrung vorübergehend zahlen müssen. Ich bin zutiefst überzeugt davon, dass es auch bei weniger ungewöhnlichen Psychosen lohnt:

- auf Momente der Selbstheilung zu achten,
- die vorübergehende innere Konsequenz einer Psychose wahrzunehmen,
- die Bedeutung des Eigensinns zu erkennen – sowohl bezogen auf die Funktion der psychotischen Symptome als auch bezogen auf die Frage der Inanspruchnahme fremder Hilfe.

Professionelle Hilfe erscheint sehr zwiespältig, wird aber letztlich recht differenziert genutzt. ↱ **Fremd- und Selbsthilfe, Seite 85**

Eine »geglückte Psychose«

Frau Wohlgemuth ist inzwischen als Künstlerin über Hamburgs Grenzen bekannt – auch mit ihrer Geschichte. Deshalb darf ich sie hier bei ihrem wahren Namen nennen.

Frau Wohlgemuth wird kurz vor dem Zweiten Weltkrieg geboren. Auf der Flucht aus dem Osten wird sie von ihren Eltern getrennt und landet in einem kirchlichen Kinderheim. Das Heim gerät zwischen die Fronten und die Kinder müssen Nacht für Nacht in den Keller. Hildegard Wohlgemuth ist ein temperamentvolles Kind. Sie mag nicht immer wieder in den engen stinkenden Keller, wo nur die Bettnässer ein Bett für sich haben. In einer

Nacht verweigert sie den Gehorsam. In dieser Nacht wird der Keller getroffen und alle Insassen kommen ums Leben, darunter auch die 26 Kinder, die das Mädchen Hildegard noch aus dem Heimatdorf kennt, sterben. Sie ist die Einzige, die überlebt. Verständlicherweise reagiert sie verstört, beginnt zu halluzinieren und soll schließlich in eine psychiatrische Anstalt überführt werden. Die Ordensschwestern reden auf sie ein, sie solle aufhören »mit dem Spinnkram«. Vermutlich wissen sie, welches Schicksal ihr in der Jugendpsychiatrie droht. Es sei halt Krieg, sie könne die anderen nicht wieder lebendig machen, solle doch froh sein, überlebt zu haben.

Hildegard Wohlgemuth läuft weg, wird in ein anderes Heim verlegt, ist eine Zeit lang auf Trebe. Der Krieg inzwischen zu Ende. So landet sie schließlich in einer psychiatrischen Anstalt und bleibt dort für viele Jahre. Es beginnt eine Anstaltskarriere, wie es damals wohl viele gab. Mit guten und schlechten Seiten. Die psychotischen Symptome manifestieren sich. Die zum Teil sehr invasiven Behandlungsversuche bleiben folgenlos, doch Mitpatienten bringen ihr Lesen und Schreiben bei. Eine sehr engagierte Vormundin entdeckt ihre Fähigkeit, mit Farben umzugehen. Frau Wohlgemuth beginnt zu malen. Als sie schwanger wird, trotzt sie allen Ratschlägen und will das Kind bekommen. Die Betreuerin steht ihr bei. Über die Verantwortung für das werdende Leben übernimmt Frau Wohlgemuth endlich wieder auch Verantwortung für sich selbst. Sie zieht erst zur Betreuerin, dann in eine eigene Wohnung.

Inzwischen ist sie mehrfache Großmutter, lebt selbstständig und weitgehend ohne fremde Hilfe. Nach wie vor hört sie Stimmen – es sind die Stimmen von Kindern. Es sind 26. Sie hört die Stimmen jener Kinder, die damals ums Leben kamen. Sie kennt alle noch mit Namen, alle haben das Alter von damals. Sie hält sie auf ihre Weise am Leben, hat einen besonderen Kompromiss mit der Wirklichkeit geschlossen. Offenbar kann sie mit diesen Stimmen, also mit der Psychose, besser leben als ohne.

Spontan hat man den Eindruck, dass es ein Kunstfehler wäre, in diese Balance einzugreifen, diesen »historischen Kompromiss« in Frage zu stellen. Noch immer ist es vor allem das Malen, das ihr hilft, das Erlebte gleichzeitig wach zu halten und zu verarbeiten. Inzwischen ist sie eine Art »Underground-Künstlerin« geworden. Ihr wichtigstes Objekt sind ihre 26 Kinder-Geister-Wesen.

Die Kraft dieses Arrangements ist so stark, die subjektive Bedeutung der Stimmen ist so mächtig, dass alle Behandlungsversuche, auch die neueren Medikamente, keine Wirkung haben. Das scheint mir eine wichtige Erkenntnis: Auch die Wirkung der Chemie ist ansatzweise abhängig von der subjektiven Einstellung des Patienten; ein bestimmtes inneres Arrangement kann die Medikation unnötig machen.

Doch hat auch dieser Teil der Geschichte noch eine Wendung: Frau Wohlgemuth hört nicht nur die Stimmen der Kinder, die sie zwar anstrengen und manchmal nicht schlafen lassen, mit denen sie sich aber auch arrangiert hat und künstlerisch immer wieder neu auseinander setzt. Öfter hört sie auch eine metallene Stimme, die sie als die Stimme des Krieges bezeichnet. Vor dieser Stimme hatte sie lange Zeit große Angst und immer noch großen Respekt. Früher kam es deshalb zu mehreren Suizidversuchen. Wenn diese Stimme heute auftaucht, geht sie zu einer vertrauten Nervenärztin, verlangt Medikamente – und die helfen!

Man kann nun darüber nachdenken, warum das Stimmenhören bei Frau Wohlgemuth folgerichtig war und warum es in eine Psychose mündete. Ich stelle mir die totale Einsamkeit eines Kindes vor, das erst die eigene Familie, dann alle Kinder des Herkunftortes verliert und der Kriegswelt allein ausgesetzt ist. Das ist alles andere als leicht auszuhalten! Der Kontakt zu ihren vertrauten Nachbarn »durfte« nicht vollständig verschwinden, insofern erscheint ihre psychotische Wahrnehmung zunächst einmal als notwendig und gnädig.

Vielleicht spielen aus der Perspektive eines Kindes auch Schuldgefühle eine Rolle: Als Einzige zu überleben und das auch noch durch Ungehorsam, das muss auf die entwicklungsbedingte egozentrische Welt eines

Kindes fatale Folgen haben. Hätte ihr Traumatherapie geholfen? Müßig – es gab keine. Außerdem gibt es Ereignisse, die alle Dimensionen sprengen! Was Hildegard Wohlgemuth als Kind erlebte, gehört dazu.

Von Anfang an hatte die Psychose, neben aller zusätzlich destabilisierenden Wirkung, auch eine konstruktive Funktion. Ein notwendiger Teil des (Er-)Lebens bleibt erhalten, wird zeitlos und in die eigene Familie integriert sowie in der Kunst weiter ausgestaltet.

Die klassische Anstaltspsychiatrie erscheint in diesem Beispiel hilflos, hat allerdings sicher auch dazu beigetragen, Hildegard Wohlgemuth am Leben zu erhalten. Am konstruktivsten erscheint die Kommunikation mit Patienten. Als Hildegard Wohlgemuth den Rahmen der Psychiatrie sprengt, gibt es eine Psychiaterin bzw. Betreuerin, die sie begleitet, anfangs sogar bei sich aufnimmt, ihr jedenfalls weit mehr hilft als üblich (»strukturübergreifende Kontinuität« war ganz selbstverständlich!)

Später kommt als zweite wichtige Person die Künstlerin Elisabeth Edinger hinzu. Die beiden lernen sich auf der Straße kennen, malen zusammen, trinken Kaffee und schließen Freundschaft (ein besseres »personenzentriertes Hilfesystem« kann es kaum geben!).

Das Malen bindet Energie, gibt ihr Selbstbewusstsein, hilft erhalten und verarbeiten – nicht als Therapie, als Kunst! Es gibt dunkle und helle Bilder, meist ungeheuerlich lebendig und symbolträchtig. Hildegard Wohlgemuth verschenkt ihre Bilder, verkauft sie, schließlich hat sie Ausstellungen.

Sie hat ihre Stimmen nie verherrlicht, unter der fast permanenten Anpassung und Bedrängnis immer auch gelitten. Ohne eigene Familie und den Nachbarn wäre sie vielleicht öfter verzweifelt. Sogleich gaben die Stimmen ihrem Leben Inhalt – selbstverständlich unverwechselbar.

Die Psychiatrie wurde von ihr nüchtern betrachtet und vieles hat ihr geschadet, einiges Wenige genutzt. Die Medikamente wirkten nicht, die Bedeutung der Kinderstimmen war stärker. Doch bei der metallenen Stimme konnten dieselben Substanzen Rettung bringen. Ein an sich unglaublicher Vorgang! Eine von Schulbildungen und Auftreten einfache, authentische Frau entwickelte im Umgang mit der Psychiatrie mehr Differenziertheit, als diese selbst in jahrhundertlanger Wissenschaft zu entwickeln vermocht hat. Die Botschaft ist klar: Auch Chemie wirkt nicht unabhängig von der einfachen Balance. Wenn die Integration von besonderen Wahrnehmungen nicht gelingt, wenn alle (psychotherapeutischen) Hilfen zu nichts mehr beitragen können, dann kann Medikation helfen und lebensrettend sein – getragen vom Vertrauen zwischen den handelnden Personen.

Hildegard Wohlgemuths Geschichte ist »bilderbuchartig«, insofern unvergleichlich. Doch ein bisschen davon steckt in der Geschichte jeder Psychose: Erfahrungen, die nicht mehr integrierend sind, Symptom und Stimme, mit denen Frieden zu schließen ist, und solche, die nur Unruhe stiften. Maßnahmen, die integrieren helfen, und solche, die symptomatisch helfen. Wenn es uns gelingt, das in den psychiatrischen Alltag umzusetzen und in vertrauensvollen Beziehungen auszuhandeln, dann ist schon viel gewonnen.

Hildegard Wohlgemuth liebte Kinder – die von früher und heute, eigene und fremde. Kinder hatte sie immer um sich, waren ihr Leben. Auf gewisse Weise trug sie ihre eigene Kinderseele immer in sich, wie einen großen Schatz. Das alles machte sie zur allerbesten »Lebenslehrerin«, die man sich vorstellen kann, zur wichtigsten Referentin von *Irre menschlich – Hamburg*. Wenn sie erschien, schmolzen Vorurteile wie von selbst. Wenn sie mit Kindern (zwischen 10–14 Jahren) sprach, ging es nicht um Krankheit, sondern um Leben, nicht um Schizophrenie, sondern um die Besonderheiten ihres Lebens. Für die Kinder war es nicht verwunderlich, dass ihre Bilder sprechen konnten, ihre Wolken Augen hatten, ihre Blumen wanderten, ihre Katzen sich in Fische verwandeln konnten. Sie war die beste Botschafterin der Psychiatrie. Und Kinder waren ihre besten Zuhörer.

Der erste Kontakt

Eine Psychose entspricht annäherungsweise dem Zustand gleichzeitiger Abkapselung und Reizoffenheit. In dieser Situation spielt die Art (der ersten Begegnung) mit einem Therapeuten oder einem professionellen System eine immens große Rolle. Für die Art und Weise, wie ich den Patienten und ihren Familien gegenübertrete, trage ich als Therapeut eine hohe Verantwortung. Der erste Kontakt darf also alles andere als bedenkenlos gestaltet werden.

Gesprächsführung: Verständnis und Dialog

Professionell Tätige können den Prozess des Selbstverstehens öffnen oder verschließen, ihn aufnehmen und integrieren oder ihn beschädigen. Die Art, wie ich um Verstehen ringe, hat Einfluss auf Selbstverständnis und Selbstdefinition des Patienten. Und die Art, wie ich Kontakt aufnehme, beeinflusst nicht nur die Qualität der therapeutischen Beziehung zu mir, sondern auch die Chance einer therapeutischen Beziehung überhaupt. Ich kann den Zugang zu vorhandenen Konflikten, widersprüchlichen Gefühlen und verschütteten Energien erleichtern oder erschweren. Natürlich entscheidet sich all dieses nicht endgültig und ausschließlich im ersten Moment, und doch werden Weichen in eine bestimmte Richtung gestellt. Non-Compliance ist nicht einfach nur ein Krankheitsmerkmal, sondern das Ergebnis einer misslungenen Beziehung. Der übliche psychiatrische Erstkontakt ist in formaler und inhaltlicher Hinsicht häufig erschreckend einseitig und dürftig.

Betrachte ich eine Psychose als einen endgültigen Zusammenbruch der Persönlichkeit und als ausschließlich defizitären Zustand, dann lasse ich mich zu sehr von den Impulsen absoluter und unbedingter Fremdhilfe bestimmen. Sehe ich die Familie als »schuldig« an, dann werde ich dazu neigen, sie mir zum Gegner zu machen oder sie insgesamt zum Patienten zu erklären. Bezeichne ich eine Psychose ausschließlich als Transmitter-Mangelerscheinung, dann biete ich mir und den anderen zwar zunächst einmal ein bequemes Selbstverständnis und eine bequeme Rollenzuschreibung an. Doch wenn das Geschehen von der komplexen Wirklichkeit eingeholt wird, muss ich zugeben, dass die Medikamente allein nur eine begrenzte Wirkung haben, und muss die psychosozialen und biografischen Aspekte eingestehen, die ich zuvor vereinfachend ausgeschlossen habe.

Oder ich ziehe mich erst recht auf die Rolle des Profis zurück und lasse Patient und Familie mit der eigentlichen psychischen Erkrankung sowie mit der psychischen und sozialen Dimension der Erkrankungen allein.

Zwei Beispiele sollen die Konsequenzen einer bestimmten Art der Begegnung verdeutlichen.

ARZT A → »Sie haben eine schizophrene Psychose. Psychosen entstehen durch eine mangelnde Versorgung des Gehirns mit Botenstoffen. Sie bekommen jetzt Neuroleptika! Dann geht das meistens wieder vorbei.«

Mit dieser Formulierung könnte ich Folgendes bewirken: momentane Entlastung, Erschrecken über das Wort »schizophren«, wenig Verständnis für die eigene Situation, weitere Desintegration innerer Widersprüche, baldige Ernüchterung über die begrenzte Wirkung einer ausschließlich pharmakologischen Behandlung, Enttäuschung und Abbruch der Behandlungsbeziehung.

ARZT B → »Sie haben eine psychotische Episode erlebt, die vermutlich auch noch nachwirkt. Darunter verstehe ich eine existenzielle Krise. Sie sind vermutlich dünnhäutiger als alle anderen Menschen. Dann kann es passieren, dass Sie in einer Lebenskrise den Boden unter den Füßen verlieren und Sie die Realität verändert wahrnehmen. Das kann Angst machen. Wir brauchen Zeit, um zu verstehen, was Ihre Krise ausmacht, wie sie entstanden ist, welche Wege heraus es gibt.

Eine bestimmte Entlastung gelingt meistens durch Medikamente, die ich Ihnen gern sofort anbiete. Lassen Sie uns ausprobieren, ob damit die Ängste weniger werden. Das Medikament, was ich Ihnen vorschlage, hat zumindest die Wirkung, Überreizung in den Nervenbahnen zu reduzieren.«

Mögliche Wirkungen einer solchen Intervention: hoffentlich dieselbe momentane Entlastung, mehr Offenheit für ein weiteres Suchverhalten und für ein Interesse an der eigenen Person. Ein klares Beziehungsangebot, das die begrenzte Wirksamkeit von Neuroleptika vorwegnimmt und auf eine langfristige Kooperation baut.

MERKE → **Wenn ich die Psychose auch als Ausdruck der Lebenskrise eines besonders dünnhäutigen Menschen ansehe, helfe ich zu entängstigen. Wenn ich bei der Dünnhäutigkeit auch biologische Aspekte nicht ausschließe, wenn ich offen bin, die psychotische Zuspitzung als Ausdruck eines interaktionellen Konflikts zu begreifen und vor allem die Psychose selbst nicht nur als passives Leiden, sondern auch als aktiven Ausdruck eines verzweifelten Ringens zu verstehen, dann kann ich Handlungsspielräume öffnen und den Patienten und seine Familie als Partner gewinnen.**

Erste Hilfe vor Ort

Bevor jemand in einer akuten Psychose professionelle Hilfe erfährt, hat er selbst schon Versuche der Selbstdefinition und Selbstregulation unternommen. Das kann ein sozialer Rückzug sein oder auch Ablenkung: Kopfhörer, Alkohol etc. Die Angehörigen versuchen gleichzeitig mit den Veränderungen zurechtzukommen. Oft sind sie es, die als Erste aufmerksam werden. Diese Aufmerksamkeit ist wichtig und häufig richtungsweisend. Doch ebenso wichtig ist es, dass die Familie bemüht ist, im Rahmen der Normalität die Selbstverständlichkeit der Beziehung aufrechtzuerhalten. Eltern sind eben nicht Therapeuten, sondern Vater und Mutter, und als solche unersetzlich. So ist es beispielsweise nicht Aufgabe der

Eltern, einen Wahn als solchen zu benennen oder eine Halluzination zu korrigieren. Ihre Aufgabe ist es eher, die eigenen Grenzen erkennen zu lassen und unter Umständen auf notwendige Hilfe von außen zu pochen. Als professionell Tätiger ist es wichtig, sich für die individuellen und familiären Bewältigungsstrategien zu interessieren, sie wertzuschätzen, zu stützen. Die Art und Weise, wie eine Person (und wie ein familiäres System) auf eine Verunsicherung reagiert, ist aufschlussreich. Unsere professionellen Möglichkeiten sind nicht so großartig, dass wir immer das Rad völlig neu erfinden können oder müssen. Wir müssen vielmehr erkennen, wann die individuellen und familiären Ressourcen zu Ende gehen und unterstützungsbedürftig sind. Dabei ist eine bescheidene Grundhaltung, die die Therapie als »Supervision von Selbsthilfe« versteht und von vornherein private und professionelle Ressourcen zu verknüpfen sucht, außerordentlich hilfreich.

MERKE → Im privaten Kontext sollte eine »trialogische« Grundhaltung selbstverständlich sein, denn die Familienmitglieder müssen auch außerhalb von Behandlungszeiten kooperieren. ⇥ Familie, Seiten 54, 83, 106

Hier beginnt eine schwierige, aber immens spannende Gratwanderung: Selbstverständlich bringen wir als professionell Tätige Kompetenzen und neue Ressourcen ein. Nicht ohne Grund haben die individuellen Bewältigungsstrategien nicht ausgereicht bzw. hat das familiäre System zusätzliche Hilfe gefordert. Doch noch haben wir den Spielraum, ob und wie wir uns mit unseren Mitteln einbringen, können Nutzen und Schaden abwägen, können die Risiken von Stigmatisierung und Hospitalisierung kalkulieren und bedenken. Hier spielen Menschenbild und Krankheitsverständnis eine große Rolle.

MERKE → Offene Wahrnehmung und partnerschaftliche Kooperation gelingen am besten an einem möglichst wenig stigmatisierenden Ort und in einer möglichst wenig etikettierenden Weise. Aufsuchende Interventionen mit dem Ziel, die individuellen Ressourcen kennen zu lernen und zu stützen, sind langfristig lohnend.

Der richtige Zeitpunkt

Inzwischen ist unumstritten, dass die übliche Form psychiatrischer Hilfe oft viel zu spät einsetzt bzw. zu schwer erreichbar ist. Das hat weniger mit den Patienten und ihrer angeblichen Uneinsichtigkeit als mit der Konzeption und dem Charakter der Hilfen zu tun. Um die Familien zu entlasten und ungünstigen Krankheitsverläufen besser entgegenzuwirken, wäre es hilfreich, wenn akute Hilfe früher einsetzt. Doch je eher sie einsetzt, desto sensibler muss sie sein. Und auch umgekehrt: Je sensibler sie ist, desto frühzeitiger darf sie sein. Die Gefahr unnötiger Stigmatisierung und krasser Fehlbehandlung ist sonst immens hoch.

Gerade zu Beginn einer ersten Psychose gilt es, die schwierige Balance zu wahren zwischen verstehenden und symptomatischen Hilfen, zwischen der Bewahrung und Unterstützung von Normalität und Selbstverständlichkeit auf der einen und der Spezifität möglicher Hilfen auf der anderen Seite. Es geht darum, den biografischen und sozialen Kontext wahrzunehmen, der Abspaltung von Gefühlen, Widersprüchen und Konflikten entgegenzuwirken und die krankheitsbedingten Beeinträchtigungen möglichst ohne große Nebenwirkungen zu stoppen. Wobei zu bedenken ist, dass nicht nur Medikamente, sondern alle Interventionen Nebenwirkungen haben, es also nicht nur um chemische, sondern auch um soziale und psychische Nebenwirkungen geht. Psychosen zeichnen sich durch eine mehrfache Eigendynamik aus: somatische, psychische und soziale. Auf allen Ebenen diese Eigendynamik konstruktiv zu wenden erfordert individuelle kooperative Strategien. ⟶ **Verläufe, Seiten 26, 63**

Je frühzeitiger es gelingt, eine therapeutische Beziehung zu psychoseerfahrenen Menschen aufzubauen, desto eher kann es zumindest partiell gelingen, Zugang zur Welt des anderen zu finden und ihn dort – in seiner Welt – zu unterstützen. Dieser Ausflug in die Welt des anderen kann die gemeinsame Rückkehr fördern. Nur wer bereit ist, zu Ausflügen in die Welt des Wahns und der Halluzination oder allgemein der psychotischen Symbolik aufzubrechen, kann den umgekehrten Weg bahnen.

MERKE → Je früher eine Hilfe angeboten wird, desto vorsichtiger muss sie sein.

Der Grundsatz möglichst frühzeitiger Hilfe sollte ↤ **Nichtbehandlung** nicht dazu verleiten, Patienten, die längere Zeit ohne Behandlung bleiben, unbedingt eine negative Prognose zuzuschreiben. Untersuchungen zu unbehandelten Psychosen (BOCK 1997) haben gezeigt, dass manche Patienten und manche Familien zu sehr differenzierten und komplexen Bewältigungsstrategien in der Lage sind. Auch die, die später doch professionelle Hilfe in Anspruch nehmen wollen oder müssen, tun dies nicht zwingend von einer schlechteren (sozialen) Basis aus, sondern unter Umständen auch im Bewusstsein, ihre Psychose selbst über längere Zeit kompensieren zu können. Diese Beobachtungen und Untersuchungen entsprechen einer allzu rigorosen und eindeutigen Interpretation des so genannten DUP-Faktors (Dauer der unbehandelten Psychose). Wichtig erscheint allerdings, dass ambulante Dienste bei Patienten, die längere Zeit ohne Behandlung bleiben, besonders flexibel reagieren müssen. Hier spielen niedrigschwellige Angebote, aufsuchende Interventionen und strukturübergreifende Begleitung eine große Rolle. Untersuchungsergebnisse, die diesen Patienten eine schlechtere Prognose beimessen, sind deshalb vor allem als Beleg für eine unzureichende und allzu standardisierte Behandlung zu verstehen.

MERKE → Nicht die Dauer der unbehandelten Psychose ist ein unbedingter prognostischer Faktor, sondern die mangelnde Flexibilität der (ambulanten) therapeutischen Dienstleistungen. ↴ **Personenzentrierung, Seite 136**

Anamnese: Beziehung oder Datenaufnahme?

Die übliche Anamnese in Klinik oder Praxis oder auch das Erstgespräch in einer ambulanten Einrichtung erscheinen manchmal als ein fremdartiges Ritual. Hauptziel scheint es, erst einmal Informationen zu sammeln, nicht aber unbedingt eine tragfähige Beziehung zu begründen. Nach einem mehr oder weniger feststehenden Schema werden Daten zu Krankheitsgeschichte und Biografie abgefragt, um dann die Diagnose zu »fällen« und Behandlungsentscheidungen zu treffen. Die Kommunikation ist einseitig. Wir tun so, als wollten wir unser Gegenüber kennen lernen, verwenden aber die meiste Energie darauf, die Person zu definieren. Auf diese Weise prägen wir die künftige Kommunikation und damit die Frage, wer wem was oder auch nicht zutraut, wer für was zuständig oder nicht zuständig ist, sehr viel mehr, als uns bewusst ist und als uns lieb sein kann. Die Rollen sind bestimmt, die Verantwortung verteilt. Ab jetzt dürfen wir uns im therapeutischen Prozess bemühen, wenigstens ein Teil des zunächst strikt Festgelegten wieder rückgängig zu machen.

MERKE → Die Datenaufnahme muss der Beziehungsaufnahme dienen, nicht umgekehrt.

Wollten wir einen unbekannten Menschen in seinen Zusammenhängen, mit seinen Ressourcen und inneren Stärken wirklich kennen lernen, würden wir die Situation anders gestalten. Das hat nichts mit Unprofessionalität zu tun. Das narrative oder problemzentrierte Interview, in dem der Selbstdarstellung mehr Raum gegeben wird als in der Standard-Anamnese, ist als wissenschaftlich fundierte Methode der Erkenntnisgewinnung und der Hypothesenbildung anerkannt.

Die sozialpsychiatrische Psychosenambulanz der Universitätsklinik Hamburg hat sehr häufig mit Patienten zu tun, deren Behandlungsentscheidung nicht feststeht, um deren Kooperation jeden Tag neu gerungen werden muss, die in ihrem Selbstbild und Krankheitskonzept offen sind und offen bleiben wollen und die der Psychiatrie durchaus kritisch gegenüberstehen. Diese Situation zwingt zu einer anderen Art der Beziehungsaufnahme und zu einer anderen Gesprächsführung.

Das kann bedeuten:

- erst einmal Tee oder Kaffee anzubieten, ausgehungerte Menschen zunächst in die Küche geleiten;
- Gespräche je nach Bedürfnis und Situation zu führen: beiläufig oder systematisch verabredet, verbindlich oder unverbindlich, hinter ver-

schlossener Tür oder bei einer gemeinsamen Tätigkeit in einer offenen Situation, vielleicht auch außerhalb der Institution bei einem Spaziergang oder in einem Café;
- Vertrauenspersonen einzubeziehen, vor allem bei Ersterkrankten die Familie von vornherein an allen Entscheidungen zu beteiligen;
- die aktuelle Situation zu klären (Warum kommen Sie gerade jetzt?);
- der subjektiven Wahrnehmung viel Raum zu geben (Wie haben Sie die Veränderungen erlebt? Wie erklären Sie sich diese besonderen Wahrnehmungen oder Stimmungen? Welchen Namen geben Sie diesen merkwürdigen Phänomenen?);
- Ressourcen zu erfragen (Was haben Sie als Erstes getan und mit welcher Wirkung? Wer oder was hilft bzw. hilft nicht? Wie haben Sie frühere Krisen gemeistert?);
- Mut zu machen, Hoffnung zu geben, aber bescheiden zu bleiben, den professionellen Anteil der Hilfestellung zu relativieren und die Macht von vornherein zu teilen (Was denken Sie, in welcher Weise wir Ihnen helfen könnten? Was, denken Sie, könnte hier für Sie hilfreich sein?);
- private und familiäre Ressourcen zu achten, zu erfragen, einzubeziehen, möglichst bald ein gemeinsames Gespräch herbeizuführen;
- Symptome nicht abzufragen, sondern sich inhaltlich zu interessieren, und zwar ist nicht nur interessant, ob jemand Stimmen hört, sondern auch wie, wann, welche, in welchem Zusammenhang und mit welchem Verständnis;
- für das Kennenlernen viel Zeit zu lassen, denn Diagnose und Therapie, Anamnese und therapeutischer Prozess zu trennen ist ohnehin künstlich;
- die eigenen inneren Grenzen zu wahren, nicht zu viel auf einmal zu fragen, das Problem der Scham zu beachten;
- abhängig von der Aktualität der Krise Rahmen, Dauer, Ort und Inhalte des ersten Gesprächs flexibel zu gestalten (Was ist an diesem Patienten, an dieser Familie das Besondere, was erreicht mich inhaltlich? Wo kann

ich anknüpfen? An welcher Stelle kann die Vereinbarung eines zweiten Gesprächs gelingen bzw. für alle Beteiligten interessant sein?).

Neue Ansätze zur Behandlung von Ersterkrankten

Bei einer ersten Psychose ist es selbstverständlich für alle Beteiligten besonders schwer, sich zu orientieren. Rechtzeitige Unterstützung ist deshalb wichtig. Gerade bei Ersterkrankten muss Hilfe im Lebensumfeld ansetzen, muss es möglich sein, die Angehörigen einzubeziehen, und zwar möglichst ohne das Schwergewicht endgültiger Diagnosen und einer umfassenden Psychiatrisierung. Nach unseren Hamburger Erfahrungen im Rahmen der Sozialpsychiatrischen Ambulanz erfordert die Behandlung Ersterkrankter (und nicht nur jene) eine konsequente Umsetzung des »Trialogs« in den Behandlungsalltag bei gleichzeitiger, möglichst weitgehender Auflösung der stigmatisierenden Aspekte des psychiatrischen Kontextes:

Die »Hamburger Maßstäbe für die Behandlung Ersterkrankter« lauten:

- Ein erstes Krisengespräch innerhalb von 48 Stunden, auf Wunsch zu Hause; möglichst frühzeitige Einbeziehung der Familie in die Behandlungsplanung.
- Vorrang ambulanter vor stationärer Hilfe; flexibler Übergang zu einer dichten täglichen (teilstationären) Hilfe; Angebot einer Behandlungskontinuität über fünf Jahre, auch wenn eine kurze stationäre Behandlung nötig wird (strukturübergreifende Kontinuität).
- Behandlung in einer möglichst wenig stigmatisierenden Atmosphäre: vorsichtige Diagnostik, dialogische Sprache.
- Unterstützung der vorhandenen persönlichen, familiären und sonstigen sozialen Ressourcen. Gleichzeitig aber auch Angebot eines Austausches mit anderen Patienten ähnlichen Alters als neuer »Peergroup«, um notwendige Ablösungsprozesse und eine realistische Selbsteinschätzung zu unterstützen.

- Gespräche sowie kreative und körperbezogene Angebote mit dem Ziel, sich wieder zu spüren und zu orientieren, bei Bedarf sorgfältige Beratung über und Therapie mit Psychopharmaka, um eine zu große Empfindlichkeit auszugleichen.

Ähnliche Richtlinien sind auch in Skandinavien entwickelt worden. Zitiert seien hier die Behandlungselemente des finnischen »Turku-Modells« (LEHTINEN 1996):

- Anpassung an die individuellen Bedürfnisse,
- Achtung des biografischen und interaktionellen Kontextes,
- Veränderung der familiären Interaktion: »gesundheitserhaltend« statt »störungserhaltend«,
- kleine Teams vor Ort mit psychotherapeutischer bzw. familientherapeutischer Kompetenz,
- »minimale« Interventionen statt invasiver Maßnahmen,
- problembezogenes Vorgehen, alle Familienmitglieder einbeziehend,
- Verwendung der Alltagssprache, dialogische Zielsetzung,
- »Coaching«: Anknüpfung an konkrete Erfahrungen, eigene Lösungen stützen,
- Wahlmöglichkeiten schaffen, soziale Räume öffnen,
- Erwartungen abklären, Zeit lassen für Entwicklung.

Längst ist nicht mehr allein die Klinik Ort für Akut- ⟵ **Home-Treatment** psychiatrie. Krisenintervention kann – gerade bei ersten Psychosen – ambulant, im familiären Zusammenhang, im Lebenskontext erfolgen. Aber mit welcher Haltung? Professionelles Vorgehen muss eine Dramatisierung vermeiden und den pathologischen Blick zugunsten eines allgemein menschlichen Verstehens erweitern. Der psychiatrisch Tätige muss jemand sein, der sich zuerst einmal Fragen stellt:

- Welche konkrete Unterstützung braucht ein besonders dünnhäutiger Mensch, der in einer konkreten Situation tief verunsichert ist? Welche Entlastung und Orientierung braucht seine unmittelbare Umgebung, meist die Familie?

- Wie kann es gelingen, diese Krisen in einen alltagssprachlichen, möglichst wenig etikettierenden Rahmen zu halten, ohne sie deshalb zu verharmlosen?
- Wie können wir das Selbstbild des Einzelnen und seiner Familie sichern und wie die vorhandenen Ressourcen stützen anstatt sie zu ersetzen? Wie können wir Zuversicht und Hoffnung in einer psychotherapeutischen Grundhaltung verkörpern? Wie können wir dies immer wieder neu balancieren zwischen symptomatischer Erleichterung und anthropologisch-biografischem Verstehen.
- Wie kann es dann, wenn (wieder) genügend Selbstverständlichkeit hergestellt ist oder erhalten werden konnte und wenn eine emotional tragfähige therapeutische Beziehung entstanden ist, gelingen, Medikamente als eine Entspannungstechnik und Schutzmöglichkeit so zu integrieren, dass auch die psychischen Nebenwirkungen in Grenzen bleiben?

Die innovativen Ansätze zur Behandlung von Ersterkrankten in Skandinavien wie auch in Deutschland legen vor allem Wert auf eine frühzeitige und gleichberechtigte Einbeziehung aller Beteiligten und auf eine problembezogene Behandlung mit vorsichtiger Diagnostik, Alltagssprache und an einem möglichst wenig stigmatisierenden Ort. »Home-Treatment« erscheint als ein Modell der Zukunft. ↱ **Familientherapie, Seite 106**

Dialogische Behandlungsprinzipien

Verhältnis von Selbst- und Fremdheilung

Die stärkere Beachtung der anthropologischen Dimension psychischer Erkrankungen hat Konsequenzen. Es geht nicht mehr so sehr darum, entweder somatische *oder* psychische Ursachen verantwortlich zu machen bzw. entweder Psychotherapie *oder* medikamentöse Behandlung anzuwenden. Diese Polarisierung erscheint heute nicht mehr zeitgemäß, nicht mehr sinnvoll und nicht mehr notwendig.

Wichtiger ist die Frage, ob therapeutisch Tätige in ihrem Verständnis und im Beziehungsangebot auch innere Verwandtschaft und Nähe zulassen oder nur Fremdheit und Distanz. Davon hängt mit ab, ob beim Patienten ein innerer Selbst-Bezug wachsen kann *oder* die innere Leere verstärkt wird, ob die Spaltung des eigenen Erlebens vertieft *oder* ihr entgegengewirkt werden kann. Günstigenfalls kann Psychosentherapie an den Selbstheilungskräften des Psychoseerfahrenen ansetzen, diese mobilisieren helfen und gegebenenfalls supervidieren. Vor allem muss Psychosentherapie bestrebt sein, Verantwortung zu teilen und die einzelnen Behandlungsschritte immer wieder im Dialog zu überprüfen und gemeinsam zu planen, nach Möglichkeit und Bedarf auch mit jenen Menschen, die im Zusammenleben mit dem Patienten unmittelbar betroffen sind.

Versuche, der aufbrechenden psychotischen Spannungen Herr zu werden und zu einer neuen inneren Balance zu kommen, finden immer schon lange vor professioneller Hilfe statt – und hören nie auf. Professionelle Behandlung und Selbstheilungsversuche stehen also immer nebeneinander. Selbst in akutesten Psychosen lassen sich »Inseln der Klarheit« finden. Selbsthilfe ist eine sehr komplexe und individuelle Angelegenheit mit widersprüchlichem Charakter. Was in dem einen Moment hilfreich ist (z. B. Rückzug), kann im nächsten selbst zum Problem werden. So gesehen ist Selbsthilfe nicht einfach trainierbar und bedarf eben unter Umständen der therapeutischen »Supervision«.

Was in welcher Weise hilfreich ist, das entscheiden weder Psychiater noch Psychotherapeuten. Das Selbstbild, die innere Haltung und die therapeutische Beziehung entscheiden wesentlich mit. Die Komplexität des individuellen Geschehens lässt eine individuelle Prognose kaum zu. L. DAVIDSON und J. S. STRAUSS (1992) untersuchten unerwartet genesene Langzeitpatienten, um den Heilungserfolg zu erklären. Doch sie fanden – nichts. Nach sehr genauen (subjektorientierten) Interviews sahen die Wissenschaftler die langsame Rekonstruktion eines gesunden Selbstbildes auf Grund einer Vielzahl kleiner »authentischer Erlebnisse« als für die Genesung entscheidend an. Damit sind alltägliche Ereignisse gemeint, die das Selbstwertgefühl nähren, weil sie selbstverständlich und unmittelbar wirken, ohne in einem künstlichen therapeutischen Milieu verfremdet zu sein.

»Ökologische« Bedingungen sind wichtiger als gezielte Interventionen. Psychoseerfahrene forderten in mehreren Umfragen in Psychoseseminaren vor allem: Raum, Zeit, Ruhe und Natur, also genau das Gegenteil von dem, was eine traditionelle Akutstation bietet. ⇁ **Soteria, Seite 96**

Symptome zu beseitigen kann und darf nicht das ↤ **Symptomreduktion** einzige Ziel der professionellen Arbeit sein. Und oft ist gerade dieses Ziel nicht oder nur auf Umwegen zu erreichen und in seiner Absolutheit ohnehin fragwürdig. Ähnlich wie das Fieber in der somatischen Medizin Entzündungen anzeigt, stehen Psychosen für innere Konflikte. Und so wie wir fiebersenkende Mittel nicht sofort und um jeden Preis einsetzen, sollten wir auch mit Neuroleptika vorsichtig sein. Gerade die neue Vielfalt an Neuroleptika erlaubt eine feinere Abstimmung mit dem Patienten. Etwa: Welche Stimmen sind leichter zu ertragen als die Nebenwirkungen, welche sollten zumindest leiser werden und welche erfordern unsere volle Aufmerksamkeit? Nur der Dialog führt zu einer angemessenen Balance zwischen symptomorientierten und verstehenden Verfahren.

Wir sind allzu gewohnt, Rückfälle ausschließlich als Chronifizierungsrisiko zu sehen, und versuchen deshalb, sie auf jeden Fall zu vermeiden. Manchmal mag die Situation keine Alternative zulassen, doch dürfen wir die Gefahr nicht außer Acht lassen, dass wir mit dieser Haltung Psychoseerfahrene auch zu einem risikolosen und damit »armen« Leben führen, sie damit geradezu in die Non-Compliance oder in die Depression treiben. Wir sollten Rückfälle bei Psychosen, wie im Bereich Sucht längst üblich, mehr sehen unter dem Aspekt der Erfahrung, von der es zu lernen gilt, und unsere Therapie etwas gelassener auf Früherkennung *und* Begleitung von Krisen auslegen. »Einmal ist die Psychose immer das erste Mal. Beim zweiten Mal hat man schon die Erfahrung vom ersten Mal. Beim 15. Mal hat man die Erfahrung von 14 Malen, dann braucht man die Psychiatrie nicht mehr.« So die Einschätzung einer über längere Zeit nicht behandelten Patientin (BOCK 1997).

Vor allem die klinische Psychiatrie, aber auch die individuelle Psychotherapie ignorieren weitgehend die Notwendigkeit, bei der längerfristigen Begleitung von Psychoseerfahrenen öffentliche und private Ressourcen stärker miteinander zu verbinden. Die derzeitige Haltung: »Volle Versorgung über immer kürzere Zeit, um dann alle Verantwortung umgehend wieder den Angehörigen zu übergeben«, ist absurd. Und auch eine Psychotherapie, die Angehörige grundsätzlich ausklammert und damit oft noch Loyalitätskonflikte anheizt, greift zu kurz. Bei genauem Hinsehen gibt es eine bunte Vielfalt von soteria-ähnlichen, d. h. »milieutherapeutischen« Hilfesystemen im privaten Kontext. Diese zu stützen und zu sichern sollte das Ziel professioneller Arbeit sein. Als ein Beispiel für eine kreative Kombination privater und professioneller Hilfen sei hier das »Modell Moosbach« erwähnt (SACHSE 1998), wo eine psychoanalytisch orientierte Psychiaterin zusammen mit einem Selbsthilfenetzwerk die gesamte Akutversorgung inklusive Krisenintervention organisiert.

Natürlich darf man die Fähigkeit zur Selbstregulation auch nicht überschätzen. Davon zeugt das abschließende Zitat mit einem interessanten subjektiven Vergleich von Psychose und Sucht: »Ich denke, dass wir in der Psychose auch das Absolute suchen, diese Radikalität, das Aussteigen aus den Normen. Und wie ein Alkoholiker erst einsehen muss, dass er am Ende ist, musste ich einsehen, dass ich nicht anders bin als andere – weder besser noch schlechter. Herr über die Psychose zu werden ist so unmöglich, wie mit dem Alkohol zu ringen.«

MERKE → **Selbstregulation geschieht immer schon vor professioneller Hilfe und hört nie auf. Hilfe geschieht immer »innen«. »Ökologische« Bedingungen können manche invasive Intervention überflüssig machen. Symptombeseitigung ist kein Selbstzweck. Rückfallvermeidung um jeden Preis verordnet ein risikoloses Leben, das weder möglich noch wünschenswert ist. Hilfe muss durch Krisen begleiten sowie private und professionelle Ressourcen verbinden.**

Sprache und Macht

Psychiatrische Hilfeangebote müssen dialogischer und subjektorientierter werden. Wir professionell Tätige müssen Macht abgeben und dabei unsere Sprachgewalt und Definitionsmacht in Frage stellen.

Krankheitseinsicht darf nicht etwas sein, was wir dem Patienten abverlangen oder antrainieren wie ein Unterwerfungsritual. Eine »Krankheitseinsicht« zu entwickeln ist zunächst einmal unsere eigene Aufgabe! Und zwar nicht im Sinne einer Einsicht in eine abstrakte und verallgemeinerbare Krankheit, sondern im Sinne einer Einsicht in das Leben und in die konkreten Konflikte des Patienten.

Auch Compliance kann keine einseitige Vorleistung des Patienten sein, der gefälligst übernehmen soll, was wir für richtig halten. So ↵ **Compliance** kann im tieferen Sinne keine Identität wachsen; so kann es nicht gelingen, der Psychose den Nährboden zu entziehen. Compliance bedeutet Kooperation. Ob und wie eine Kooperation entsteht, hängt von *allen* Beteiligten ab. Es geht also um eine gemeinsame Anstrengung. Und so ist Non-Compliance nicht einfach dem Patienten oder seiner besonders schweren Krankheit anzulasten, sondern vielleicht auch uns und unserer mangelnden Flexibilität, Fantasielosigkeit und unserem einseitigen medizinischen Beziehungsangebot.

Wenn Psychosen auch zu verstehen sind als eine Art »unfreiwilliger Ideologie«, in der nur die eigene Realität und Sprache zählt, dann ist es wenig sinnvoll, wenn Psychiater, Psychotherapeuten, Sozialarbeiter oder Pflegekräfte ihrerseits mit einem eigenen Anspruch von Unfehlbarkeit dagegenhalten. So kann keine konstruktive, hilfreiche Beziehung entstehen. Nur wer bereit ist, Normalität zugunsten Verrücktheit aufzugeben, kann den umgekehrten Weg fördern.

Der Vielfalt des Erlebens sind die gängigen diagnostischen Manuale nicht gewachsen. Ihre Sprache ist verarmt. Wir sollten Sprache wieder mehr zur spielerischen Annäherung benutzen und nicht nur zum Einordnen von Symptomen. Diagnostik mag bei der Ordnung von Symptomen hilfreich sein, doch kann und darf sie keine neuen »Entitäten« schaffen, wonach dann Krankheiten und nicht mehr Menschen behandelt werden. Eine wirkliche Annäherung an Psychosen kann mit der Sprache der Psychopathologie nur begrenzt gelingen, am ehesten noch über die Sprache der Betroffenen selbst. Dabei helfen etwa Selbstbeschreibungen.

Viele Psychoseerfahrene kritisieren das Sprachverhalten der Therapeuten. Sie empfinden die fremdsprachliche Definition sowie Symptome und deren abstrakte Zuordnung zu Diagnosen als einen Prozess der Enteignung, als eine Vertiefung der Abspaltung vom Erlebten, wo es doch eigentlich unsere Aufgabe wäre, dem mit einer gemeinsamen Sprache entgegenzugehen. Die folgende, sehr zugespitzte Äußerung stammt von jemandem, der mit seiner Psychose lange Zeit ohne psychiatrische Behandlung lebte: »Man muss die Sprache weiterentwickeln, damit auch Psychotiker in die sprachliche Kultur integriert werden können. Ich glaube, dass man auch auf einige Medikamente verzichten könnte, wenn man die Sprachdimension erweitern würde, also versuchen würde, die psychotischen Elemente noch mehr in Sprache und Bild rüberzubringen. Das Eindimensionale halten Psychotiker nicht aus.« Seine Empfehlung: »Lest weniger in euren Manualen, lest mehr Weltliteratur!«

REGELN →

- »Kontern« Sie die Sprache des Psychotikers nicht durch Fachbegriffe.
- Spiegeln Sie zunächst das Gesagte (so finden Sie auch heraus, ob Sie »richtig« verstehen).
- Nähern Sie sich an die Metaphernbereiche an, die Ihnen der Psychotiker nahe legt.
- Hören Sie Nebenbedeutungen der Begriffe und Ausdrücke mit.
- Verstehen Sie die Sprache durchaus »konkretistisch«. Beispiel: Wer behauptet, sich in einer Einrichtung entblößt zu fühlen, läuft vielleicht am anderen Tag nackt im Flur herum.

Respektvoller Umgang

Patienten verlangen mehr als früher nach dem Respekt gegenüber der eigenen Person – und zwar einschließlich ihrer psychotischen Erfahrung. Die hoffnungsvoll zupackende Haltung des Arztes, der schnellstmöglich die Symptome zum Verschwinden bringen will, mag gut gemeint sein. Allerdings bleibt der schale Beigeschmack, dass da etwas nicht sein soll, was aber doch ist. Die Psychose mag quälend sein, ist aber doch bedeutungsvoll, verunsichert, ist aber auch herausfordernd rätselhaft. Die symptomorientierte Behandlung muss sich mit einer verstehenden Haltung mischen; die Psychopharmakotherapie muss ein Teil einer umfassenderen Therapie sein. Das hat Konsequenzen bis in die konkrete Zielsetzung hinein. Ob die Symptome völlig zum Verschwinden zu bringen sind und ab wann der Preis an Nebenwirkungen dafür zu hoch erscheint, sollte Gegenstand gemeinsamer Verhandlungen mit dem Patienten sein. Patienten, die sich hinsichtlich der Art und Weise der Medikation fremdbestimmt fühlen, neigen nun mal zu Non-Compliance.

Die Notwendigkeit eines differenzierten kooperativen ⟵ **Stimmenhören**
Vorgehens lässt sich gut am Beispiel des Stimmenhörens verdeutlichen: Manche Stimmenhörer unterscheiden genau zwischen den einzelnen Charakteren ihrer Stimmen. Manche davon fürchten, andere schätzen sie. Manche stören, manche regen an. Die Stimmen können – mehr oder weniger verschlüsselt – situativ oder biografisch bedeutsame Botschaften enthalten. Die Wirkung der Medikation auf die Stimmen wird individuell sehr unterschiedlich erlebt. Manche sind erleichtert, wenn die Stimmen vollkommen verschwinden. Andere stellen fest, dass das ohnehin auch mit noch so hoher Dosierung nicht gelingt, oder erleben sogar eine paradoxe Wirkung der Neuroleptika, die dann zwar die eigenen persönlichen Kräfte beeinträchtigen, die Stimmen aber »wie in einer hohlen Röhre« lauter klingen lassen. Wieder andere finden zu sehr differenzierten Strategien, d. h., sie beeinflussen zum Beispiel die Stimmen hinsichtlich Lautstärke und Charakter so, dass sie besser damit zurechtkommen, ohne sie ganz aufzugeben. Oder sie setzen die Medikamente gegen bestimmte Stimmen ein, gegen andere nicht.

Nicht nur aus taktischen Erwägungen ist der Arzt gut beraten, diese Strategien vorsichtig-kritisch zu begleiten. Der Prozess des Aushandelns offenbart möglicherweise viel über das Leben des Patienten, seine aktuelle Situation und auch über die Hintergründe, die bei der Entstehung der Stimmen eine Rolle gespielt haben, über alle Faktoren, die psychotherapeutisch bedeutsam sind. ⟵ **Stimmenhören, Seiten 48, 133**

Die Bereitschaft zur Kooperation hängt in hohem Maße auch davon ab, welches Krankheitskonzept und welches Menschenbild mich als psychiatrisch Tätiger prägen. Sich das ins Bewusstsein zu rufen hilft, sich in der Arbeit neuen Spielraum zu eröffnen.

Fragen an sich selbst:

- Wie reagiere ich grundsätzlich auf Menschen, die Erfahrungen beschreiben, die ich überhaupt nicht kenne?
- Wie reagiere ich auf Menschen mit einem hohen Nähebedürfnis?

- Wie reagiere ich auf Menschen, die mir deutliche Distanz vermitteln?
- Was halte ich von Menschen, die ein Hilfeangebot von mir ablehnen oder es doch stark einschränken?
- Welche Annahmen über die Entstehung psychotischer Krisen habe ich?
- Werte ich psychisch kranke Menschen hier und da ab?
- Kenne ich eigene Empfindungen, die eine Nähe zur psychotischen Wahrnehmung haben könnten? Glaube ich auch, dass mir das eigentlich nicht passieren kann?

Strukturübergreifende Kontinuität

Wesentliche Qualitätskriterien für die psychiatrische Versorgung sind schon laut Psychiatrie-Enquete die Koordination und Kontinuität. Insbesondere die Behandlung von psychoseerfahrenen Menschen lässt deutlich werden, dass es dabei nicht um abstrakte Organisationsprinzipien geht, sondern um eine ganz persönliche Notwendigkeit: Viele Psychosepatienten irren so lange durch die Psychiatrie-Landschaft, bis sie irgendwo auf eine Person stoßen, bei der sie »andocken« können. Wo diese Person arbeitet, ob im Rahmen einer Tagesstätte, im Betreuten Wohnen, auf einer Akutstation oder in einer Institutsambulanz, ist unwichtig, wenn sie nur durchgehend und übergreifend zur Verfügung steht. Die übliche Organisationsstruktur einer psychiatrischen Klinik macht dieses Suchen unnötig schwer. Die Versorgung eines psychiatrischen Patienten besteht stattdessen aus einer Kette von Beziehungsabbrüchen. Notwendig ist das Gegenteil: Ein Therapeut sollte zuständig sein, unabhängig davon, ob sich der Patient aktuell in einem ambulanten, teilstationären oder stationären Status befindet.

Manche Kliniken versuchen eine solche Kontinuität zu gewährleisten, indem sie ihre Institutsambulanz in die Station integrieren (z. B. Klinik Geesthacht). Alle Mitarbeiter der Station sind gleichzeitig auch ambulant tätig – nachsorgend und präventiv. Der Übergang wird so erleichtert, doch ist sehr darauf zu achten, dass das stationäre Milieu nicht allzu bestimmend wird.

In der Uniklinik Hamburg wurde der umgekehrte Weg eingeschlagen. In die sozialpsychiatrische Psychosen-Ambulanz sind einige teilstationäre Plätze als eine Art Krisentagesklinik integriert worden. Wenn ein Patient in eine Krise gerät, also im Rahmen der ohnehin schon vielfältigen offenen und geschlossenen, individual-, gruppen- und sozialtherapeutischen ambulanten Angebote nicht mehr »zu halten« ist, dann wird das Hilfeangebot verdichtet und zugleich flexibilisiert. Die gewohnten Angebote bleiben bestehen, aber zusätzliche kommen hinzu. Der zuständige Therapeut bleibt weiterhin zuständig, bekommt aber mehr Spielraum, um die individuellen familiären und sozialen Ressourcen einzubeziehen und zu aktivieren. Wenn der Patient trotz dieser Anstrengungen für eine begrenzte Zeit stationär behandelt werden muss, stehen dafür zwar keine eigenen Krisenbetten, aber Kapazitäten der zuständigen Station zur Verfügung. Der Bezugstherapeut bleibt auch in diesem Fall – zumindest für eine begrenzte Zeit – zuständig. Insgesamt wird allen Patientinnen und Patienten eine Behandlungskontinuität über fünf Jahre zugesagt.

Gleichwohl ist darauf zu achten, dass Kontinuität nicht bedeutet, den Patienten ausschließlich auf eine bestimmte Person zu verpflichten oder diese Beziehung immer gleich zu definieren. Kontinuität erlaubt ja gerade, den Patienten über Krisen hinweg kennen zu lernen und Art, Ort und Dichte der Kontakte nach den individuellen Bedürfnissen und Möglichkeiten zu variieren. ⇁ **Personenzentrierte Hilfen, Seite 136**

Heutzutage macht es keinen Sinn mehr, psychiatrische ↤ **Spezialisierung** Kliniken vor allem als stationäre Einheiten zu führen. Sie müssen Zentren für die ambulante, teilstationäre und in Krisen auch stationäre Behandlung von psychiatrischen Patienten mit besonderen Anforderungen an die Komplexität und Kontinuität der Hilfen werden. Diese Umgestaltung steht erst am Anfang. Sie ist möglich, wenn diese Zentren gemeindenah und in enger Kooperation mit außerklinischen Diensten arbeiten. Erschwert wird diese Umgewichtung und Umgestaltung der Ressourcen durch eine noch viel zu unflexible Finanzierung. Die Finanzierung (teil)-stationärer Arbeit über Pflegesätze zwingt, die Betten zu belegen, und bindet die Ressourcen entsprechend. Eine pauschale Finanzierung würde wesentlich größere Spielräume für einen flexiblen und dann auch sparsameren Mitteleinsatz schaffen (Beispiel Gießen).

Manche Kliniken, insbesondere die immer noch bestehenden zentralen Einrichtungen, versuchen sich diesem Trend zu entziehen. Sie wollen ihre Existenzberechtigung dadurch unter Beweis stellen, dass sie immer neue »spezialisierte« Behandlungsangebote schaffen, doch ist dieses Vorgehen vor allem ökonomisch motiviert. Die immer kürzeren »Liegezeiten« allerdings machen eine Spezialisierung, die sich auf eine bestimmte Versorgungsstruktur beschränkt, wenig hilfreich.

Spezialisierung ist gleichwohl notwendig und möglich, und zwar bis hin zur Konzentration auf den einzelnen Patienten. Spezialisierte Angebote etwa für psychosekranke Suchtpatienten, für Menschen mit bestimmten Persönlichkeitsstörungen oder mit bipolaren Störungen müssen aber strukturübergreifend, also gerade unabhängig vom Behandlungsstatus zur Verfügung stehen; so können sie wesentlich nachhaltiger und kostengünstiger wirken! Eine solche Spezialisierung ist auch und gerade in kleinen Abteilungen möglich. Im gemeindenahen Kontext würde dann auch ermöglicht, die individuellen familiären Ressourcen einzubeziehen.

MERKE → **Die beste »Spezialisierung« ist die auf den einzelnen Patienten, seine Familie und sein Umfeld. Methodisch spezialisierte Angebote sollten strukturübergreifend sein.**

Bestandteile der Psychosentherapie

Betrachtet man die deutsche Psychiatrie, insbesondere die Psychosentherapie, von außen, dann wird deutlich, dass es uns im internationalen Maßstab nicht an materiellen Ressourcen fehlt, sondern dass deren Einsatz in vielerlei Hinsicht ineffektiv ist. Unser Versorgungssystem ist teurer, dabei gleichzeitig nicht sonderlich effektiv (Priebe u. a. 2002).

Als positiv betrachtet St. Priebe vor allem die relative Nähe von Psychiatrie und Psychotherapie in der Facharztweiterbildung und in der Behandlungskultur vieler Einrichtungen. Negativ sieht er die starke Fragmentierung des Versorgungssystems, die oft immer noch mangelhafte Koordination, die ungleiche Verteilung der Ressourcen zu Lasten der schwerer Kranken und die starke Ausrichtung von Behandlungsentscheidungen an ökonomischen Anreizen (z. B. mit dem Ziel der Vollbelegung stationärer Einrichtungen).

Ambulante gemeindepsychiatrische Teams mit besonderer Versorgungsverpflichtung für nur schwierig erreichbare Psychosekranke, die in Ländern wie England den Kern der Versorgung bilden, fehlen fast überall. Ein viel zu großer Anteil der Ressourcen ist nach wie vor in großen stationären Einrichtungen – Kliniken und Heimen – gebunden.

Dem entspricht ein ebenfalls im Vergleich mit England sehr einseitiger Einsatz von Forschungsgeldern zu Ungunsten der praxisnahen Versorgungsforschung.

MERKE → Es gibt sicher an verschiedenen Orten Engpässe durch Personalmangel. Insgesamt fehlt es aber nicht an Ressourcen, das Problem ist eher deren koordinierter, strukturübergreifender und zielgerichteter Einsatz.

Milieutherapie und therapeutische Gemeinschaft

Fragt man Psychoseerfahrene im Nachhinein, was sie sich in der akuten Situation wünschen, dann antworten die meisten: Zeit, eine beruhigende Atmosphäre, Kontakt zur Natur und einen zuverlässigen Menschen, der einfach nur da ist, ohne zu viel zu wollen. Diese Wünsche rangieren bei regelmäßigen Befragungen in Psychoseseminaren vor jenen nach Therapie oder Medikation.

Die Wünsche beschreiben ungefähr das Gegenteil von dem, was eine traditionelle Akutstation bietet. Aus etwas Abstand betrachtet, muss man feststellen, dass wir uns etwas Absurderes kaum hätten ausdenken können: geballte Unruhe, verschlossene Türen, ungemütliche Architektur und Möblierung, ständig wechselnde und immer hektische Bezugspersonen – kein Ort also für eine wirkliche Besinnung. Diese Art von Akutstation bietet wenig Möglichkeit zur Beruhigung, es sei denn mit Medikation. ⇽ **Therapeutische Qualität, Seite 92, 99**

Dabei ist längst erwiesen:

- ▪ Eine Klinik, die Aufnahmen auf alle Stationen verteilt, um dieselben Patienten immer am selben Ort kontinuierlich zu behandeln, kann die Rate von Zwangseinweisungen und Fixierungen erheblich reduzieren.
- ▪ Die milieutherapeutische Gestaltung der Stationen erhöht nicht nur die Akzeptanz der Psychiatrie und die Behandlungszufriedenheit, sondern verbessert auch die Behandlungswirkung – vor allem in subjektiv relevanten Variablen; das gilt für klinikinterne und -externe Milieutherapie.
- ▪ Der Einsatz von Psychopharmaka lässt sich so deutlich reduzieren.
- ▪ Behandlungsvereinbarungen, die dem Patienten und einem seiner Vertrauten mehr Einfluss auf den Umgang mit künftigen Krisen geben, wirken nachhaltig vertrauensbildend.

Durch die guten Erfahrungen der verschiedenen »Soteria-Projekte« rückte die Bedeutung des »therapeutischen Milieus« wieder ins Blickfeld. Es handelt sich dabei um außer- wie innerklinische Projekte mit ↩ **Soteri** dem Ziel, die Atmosphäre der Akutbehandlung entspannter zu gestalten und der Krise einen weniger klinischen Rahmen zu geben. Manche sehen das so genannte Weiche Zimmer, andere die offene Wohnküche als das entscheidende Element, jeweils zielt es jedenfalls auf das, was bereits viel früher die »therapeutische Gemeinschaft« genannt wurde.

Die Entwicklung von Milieu und therapeutischer Gemeinschaft kostet allerdings Zeit. Da diese zunehmend begrenzt ist, muss die weitere Entwicklung hinausführen in den ambulanten Bereich.

Die Mehrzahl der Patientinnen und Patienten würden von therapeutischen Gemeinschaften bzw. von therapeutischen Gruppen profitieren, doch sollten diese nicht an eine bestimmte Institutionsform oder einen bestimmten Status gebunden sein. Vor allem in Skandinavien gibt es gute Konzepte, die helfen sollen, auch akute Krisen zu Hause aufzufangen; auch hier geht es vor allem um die Pflege und den Erhalt eines guten Milieus sowie um die Vermeidung unnötiger Hospitalisierung und Etikettierung.

MERKE → **Jede Station, jede Tagesklinik braucht ein tragendes, tolerantes Milieu, braucht Bestandteile einer »tätigen Gemeinschaft«. Milieutherapie i. e. S. aber muss raus aus der Klinik. Insofern ist auch Home-Treatment eine Fortsetzung der Soteria-Idee.**

Der Aufbau langfristig tragfähiger therapeutischer Gruppen und therapeutischer Gemeinschaften gehört in den ambulanten Bereich. Ihr besonderer Wert liegt darin, die moderne Idee der Selbstbestimmung zu ergänzen um den ebenso zentralen Aspekt, auch für andere Menschen eine Bedeutung haben zu wollen (soziale Einbindung).

Psychoedukation und Dialog

Ursprünglich war das erklärte Ziel der Psychoedukation, das vorhandene Wissen über die Entstehung und den Verlauf von Psychosen weiterzugeben und für die Patienten bzw. Angehörigen durchschaubar zu machen.

Damit sollte eine Basis gelegt werden für eine gute Kooperation im Einzelfall und für eine gute gemeinsame Entscheidung über weitere Behandlungsschritte. Zwischenzeitlich konnte man dann den Eindruck gewinnen, dass die Psychoedukation sich auf die Vermittlung von Medikamenten-Compliance beschränkt. Inzwischen scheint eine dritte Phase der Entwicklung erreicht, eine Phase der Differenzierung.

Es ist ein Fortschritt, wenn wir professionelles Wissen transparent machen und weitergeben. Dazu gibt es sehr unterschiedliche Programme: solche, die dem subjektiven Erleben und Erklären mehr Raum geben und bewusst den sozialen Gruppenrahmen für einen lebendigen Austausch nutzen; solche, die Wert legen auf Themen jenseits der Erkrankung, wie Genuss und Lebensqualität; aber auch solche, die sich auf die einseitige Vermittlung von medizinischem Denken und Handeln beschränken.

Inzwischen gibt es zudem psychoedukative Konzepte, die auch Angehörige einbeziehen.

Trotz der gewachsenen Vielfalt ist auch eine Ernüchterung zu verzeichnen: Die sehr informationslastigen Programme wirken kaum über ihr zeitliche Ende hinaus. Günstig sind edukative Programme mit fließendem Übergang zur kognitiven Verhaltenstherapie. Die weitere Entwicklung der Psychoedukation ist im deutschsprachigen Raum sicher nicht unabhängig von der Bewegung der Psychoseminare zu sehen. Zumindest ein Teil der profilierten Vertreter der Psychoedukation scheint für die Entwicklung gleichberechtigterer Kommunikationsformen offen zu sein (HORNUNG 2002).

Psychoseminare sind Foren für gleichberechtigten ↤ **Psychoseminare** Austausch und wechselseitige Fortbildung zwischen Experten aus eigener Erfahrung und solchen durch Ausbildung und Beruf. Psychose-Erfahrene, Angehörige und professionell Tätige versuchen im Dialog eine gemeinsame Sprache zu finden, das Verständnis für Psychosen zu erweitern und vorurteilslos individuell passende Hilfestrategien zu entwickeln. Nicht nur die wechselseitigen Vorurteile sollen abgebaut, sondern zunehmend auch das öffentliche Bild von Psychosen verändert und menschlicher gestaltet werden. Neben die pathologische tritt die anthropologische Sicht. Ziel ist, die gleichberechtigte Begegnung der drei genannten Gruppen vom Seminar ausgehend in den psychiatrischen Alltag und in die Psychiatriepolitik zu tragen.

Die Erfahrung zeigt, dass jenseits von Veränderungsdruck und Behandlungsverantwortung sowie ohne familiäre Abhängigkeit oftmals ein genaueres Zuhören und eine vollständigere Wahrnehmung in Gruppen möglich sind. Ziel ist es, dass der Dialog von den Seminaren ausgehend in den psychiatrischen Alltag einerseits und in die Psychiatriepolitik andererseits ausstrahlt und wir insgesamt zu einem partnerschaftlicheren Umgang miteinander kommen.

MERKE → **Psychoedukation und Psychoseseminar könnten gemeinsam helfen, neue Kooperationsformen für den psychiatrischen Alltag zu entwickeln. Die offene, manchmal fast spielerische Kommunikation im Psychoseseminar kann professionell Tätigen helfen, auch im psychiatrischen Alltag mehr Gelassenheit zu bewahren.**

Integrative Psychotherapie

Psychotherapie ist ein schillernder Begriff. Oft ist nicht klar, ob damit die inhaltliche Qualität einer therapeutischen Beziehung oder der formale Rahmen eines bestimmten »Settings« gemeint ist. Ich meine im Folgenden die systematische Anwendung des Wissens um psychische Zusammenhänge hinsichtlich Entwicklung und Verlauf von Psychosen in einer verlässlichen, kontinuierlichen und reflektierten Beziehung.

Die verschiedenen psychotherapeutischen ↢ **Verschiedene Schulen** Schulen taten sich anfangs schwer mit der Psychosentherapie. Das hängt nicht zuletzt damit zusammen, dass sie dazu neigen, einen bestimmten Aspekt menschlichen Handelns und Seins zu verabsolutieren. Das mag wissenschaftlich notwendig (gewesen) sein und hat heutzutage vor allem mit der privatwirtschaftlichen Organisation der Ausbildung und dem Zwang zur Profilierung zu tun. Für die konkrete Therapie bedeutet das eher eine Einschränkung, die sich allerdings mit wachsender Souveränität des Therapeuten wieder verliert.

Immerhin haben die verschiedenen Schulen die anfänglichen Berührungsängste aufgegeben und sich für Psychoseerfahrene geöffnet. Sie haben dabei ihr Instrumentarium überprüfen müssen und gewissermaßen von der Therapie mit Psychoseerfahrenen gelernt:

- Die *Verhaltenstherapeuten* mussten merken, dass sich psychotische Symptome wie Halluzinationen nicht einfach wegkonditionieren oder löschen lassen – und fanden den Weg vom operanten Konditionieren zur kognitiven Arbeit mit subjektiven Deutungsmustern. (Zur Vertiefung siehe MARGRAF 1996; SCHAUB 1999.)
- Die *Psychoanalytiker* mussten abrücken vom Freudschen Dogma, dass Psychoseerfahrene nicht fähig zur Übertragung (von frühen Beziehungsmustern auf die Person des Therapeuten) seien, und merken, dass eher das Gegenteil der Fall ist. Sie gaben das klassische Setting auf, wonach der Therapeut ohne Blickkontakt hinter dem Kopf des liegenden Patienten sitzt, und fanden zu üblicheren Begegnungsformen zurück. Im direkten Austausch kann das subtile psychoanalytische Wissen um Wechselwirkungen im Zusammenleben, die Bedeutung der inneren Objekte (innere Bilder von wichtigen Bezugspersonen), um die Kraft des Unbewussten und um die Funktion von Symptomen zu neuen Erkenntnissen verhelfen und so entlastend wirken (MENTZOS 2002; BENEDETTI 1992).
- Die *Gesprächstherapeuten* konnten lernen, dass Zurückhaltung nicht alles ist. Die Therapeuten mussten sich trauen, auch als Person erkennbar zu sein und direkt Position zu beziehen, weil eine authentische Beziehung anders gar nicht vorstellbar ist.
- Die *Systemtherapeuten* mussten begreifen, dass man psychotische Patienten nicht aus Distanz verstehen und auch die sie umgebenden Sys-

teme nicht aus Entfernung managen kann, sondern sich manchmal auch versuchsweise in den »Schlamassel« hineinbegeben muss, d. h., sie mussten Beziehung riskieren (STIERLIN 1989; RETZER/SIMON 2001).

MERKE → **Der Umgang mit Psychosepatienten bedeutete für die verschiedenen psychotherapeutischen Schulen eine konstruktive Herausforderung. Inzwischen tragen alle wichtige Anregungen zur Psychosentherapie bei.**

Psychoseerfahrene Menschen erleben höchst unterschiedliche Phasen mit einer großen Bandbreite von tiefer Verunsicherung bis zu relativer Stabilität und von großer Dünnhäutigkeit bis zu relativer Abgegrenztheit. Je nach augenblicklicher Phase sind sehr unterschiedliche Interventionen notwendig bzw. möglich. Auch das Beziehungsangebot muss sich unterscheiden. Die Spannweite reicht von einer eher protektiven Haltung bis hin zu einer nüchternen, vielleicht sogar leicht provokativen Haltung.

Bei Patienten mit bipolarer Störung ist die Spannweite noch augenfälliger. Wir können nicht davon ausgehen, dass die Therapie von Bipolarität »unipolar« ausfallen darf. So erfordert die Depression vielleicht neben emotionaler Zuwendung und Aufmerksamkeit für verdrängte Gefühle eine kognitive Auseinandersetzung mit typischen Teufelskreisen im Denken bis hin zu rigiden verhaltenstherapeutischen Verabredungen. Die Manie bedeutet in der akuten Situation vielleicht eine provokative Herausforderung, im Nachhinein verlangt sie vor allem große Aufmerksamkeit für alte Verletzungen und für den Wunsch, Ungewöhnliches im Alltag zu integrieren.

Als Therapeut brauche ich vielleicht ein methodisches Zuhause, von dem ich ausgehen kann, das mir zunächst eine gewisse Sicherheit bietet – vor allem in der Auseinandersetzung mit mir selbst. Auf dieser Basis muss ich dann jedoch »Anleihen« bei anderen Schulen machen können, um dem Patienten einen möglichst großen Spielraum zu bieten, möglichst viele seiner Facetten zu spiegeln und zu bündeln.

In den letzten Jahren gab es verschiedene Versuche, schulenübergreifend wesentliche Verlaufsprädiktoren zu benennen (GRAWE u. a. 1994). Auf dieser Basis wird zunehmend eine stärkere Integration der verschiedenen Therapierichtungen gefordert.

MERKE → **Gerade im Umgang mit Psychoseerfahrenen muss jede Fragmentierung scheitern, denn sie sind besonders darauf angewiesen, dass ihre Integrität unterstützt wird, und sind dafür sensibilisiert, um ihre Ganzheit zu ringen. Sie brauchen und wollen Respekt für ihre ganze Person, für ihr Handeln wie für ihr Fühlen, für die Kindheit wie für die Gegenwart, für die Eigendynamik der Symptome wie für ihre funktionelle Bedeutung.**

Es wird zukünftig um die stärkere Flexibilisierung hinsichtlich Dauer, Ort, Intensität und vor allem Setting der Psychosenbehandlung gehen. Einige Ansätze der Hamburger Universitätsklinik: ←—┘ **Flexibilität**

- **Dauer:** Wir garantieren Patienten eine Kontinuität unabhängig vom aktuellen Behandlungsstatus über mindestens fünf Jahre. Das schließt eine gezielte Vermittlung zu niedergelassenen Kollegen nicht aus, erlaubt aber den sofortigen Rückgriff auf unsere Ressourcen ohne Wartezeit.
- **Ort:** Die Gespräche finden bei Bedarf auch außerhalb der Ambulanz, beim Spaziergang, auf »neutralem« Boden oder zu Hause statt.
- **Intensität:** Die Dichte und Länge der Gespräche kann schwanken von seltenen kurzen Gesprächen quasi zur Vergewisserung der vorhandenen Beziehung bis zu den Verabredungen zur Krisenintervention. Die Anbindung von einigen teilstationären Plätzen unmittelbar an die Ambulanz, also die Integration ambulanter und teilstationärer Aufgaben beim selben Bezugstherapeuten, ermöglicht diese Flexibilität.
- **Setting:** Am wesentlichsten erscheint mir die Offenheit, den Rahmen der Gespräche bedürfnisgerecht zu verändern. Wir legen Wert auf ein möglichst frühes Klärungsgespräch mit allen verfügbaren wichtigen Bezugspersonen, meist aus der Familie. Im weiteren therapeutischen Prozess hat die therapeutische Zweierbeziehung eine wichtige, haltende und orientierende Funktion, auf deren Basis, je nach aktuellem Konflikt oder retrospektivem Klärungsbedarf, weitere Personen hinzu-

gezogen werden. Gleichzeitig stehen je nach Absprache offene gruppen- und soziotherapeutische Angebote zur Verfügung – auch und gerade mit kreativen und körperbezogenen Elementen. Angehörige können sich zusätzlichen Rückhalt in (therapeutischen) Angehörigengruppen oder bei Bedarf auch in individuellen Klärungsgesprächen suchen. ⤙ **Angehörigenarbeit, Seite 54, 83, 106**

MERKE → **Psychotherapie bei Psychosen erfordert nicht nur eine inhaltliche Souveränität, sondern auch eine strukturelle Flexibilität hinsichtlich Ort, Dauer, Intensität und Setting.**

Längst belegen zahlreiche Studien die langfristige Bedeutung der Psychotherapie – sowohl unabhängig von Medikation als auch in Kombination (Übersicht bei ALANEN 2001, S. 140 ff.). Aufschlussreich sind Einzelberichte, die nicht nur das Verschwinden von Symptomen, sondern das innere Wachstum der Persönlichkeit verdeutlichen (z. B. SECHEHAYE 1955). Verschiedene größere Studien wiesen Erfolge in psychodynamischer, klinischer und psychosozialer Hinsicht bei mindestens 50 bis 60 Prozent der Patientinnen und Patienten nach. Der Vergleich von analytischer und supportiver Psychotherapie erbrachte keinen Unterschied der Methoden, jedoch in der Abhängigkeit von der Erfahrung des Therapeuten (STANTON 1984). Eine große Studie zum Vergleich von Einzel-, Pharmako- und Milieutherapie erbrachte Vorteile für die Kombination der beiden erstgenannten Methoden (MAY u. a. 1981). Gleichzeitig wurde deutlich, dass die Chancen alleiniger Psychotherapie sehr davon abhängen, in welcher Umgebung sie angeboten wird, und welche Chancen ihr von Therapeuten und Patienten eingeräumt werden. ⤙ **Ergebnisse**

Selbstverständlich spielen die jeweiligen Outcome-Variablen eine große Rolle. Vor allem ist die Heterogenität kognitiver (und affektiver) Psychosen zu beachten: Es dürfte sich so verhalten, dass einige Patienten von (alleiniger) Psychotherapie profitieren, andere nicht oder nur in Kombination mit einer Medikation. Notwendig sind also differenzierte Forschungsstrategien.

MERKE → Psychotherapie allein hilft unterschiedlichen Psychoseerfahrenen in verschiedenem Ausmaß. Die Einstellung von Therapeuten und Patienten entscheidet wesentlich über den Erfolg.

Wir professionellen Mitarbeiter neigen zu der Auffassung, dass ↤ **Erfolge** eine Heilung oder Verbesserung der Krankheit unserer Therapie zuzuschreiben ist, eine Stagnation oder Verschlechterung hingegen dem Patienten bzw. der Schwere seiner Erkrankung. Das ist kein böser Wille, vermutlich nicht einmal eine (bewusste) Anmaßung, sondern einfach die Kehrseite unserer »Professionalität«. Gleichwohl entspricht diese schlichte Zuteilung nicht der Realität bzw. dem, was wir von ihr wissen. Wir wissen gar nicht genau, was hilft. Neben unseren therapeutischen oder therapeutisch gemeinten Interventionen gibt es jede Menge weitere direkte und indirekte Einflüsse. H. BECKER (1995) beschreibt anschaulich dieses – wie er es nennt – »heimliche Lernen« der Patienten: Nicht unsere grandiosen therapeutischen Gespräche haben geholfen; am nachhaltigsten wirkten die Gespräche der Patienten untereinander. Nicht die Medikation, sondern die Trennung von zu Hause wirkte beruhigend.

Ohnehin ist die Wirkung unserer klassischen Hilfeangebote von der inneren Bereitschaft des Patienten und von der Funktionalität der Erkrankung abhängig. Das gilt nicht nur für unsere Gespräche, bei denen wir vielleicht noch ansatzweise spüren, ob eine Verständigung gelingt, sondern eben auch für die Medikation.

Viele erfolgreiche Interventionen finden eher zufällig statt, intuitiv. Ein unkontrolliertes Lob (»Sie haben wunderschöne Augen« oder »Oma zu sein steht Ihnen gut«), ein ehrliches Eingeständnis, angesichts besonderer Erlebnisse selbst sehr erschüttert zu sein, Momente der Nähe durch gemeinsames Tun usw. können eine unerwartete Wirkung zeigen. Solche Momente sind meistens gar nicht planbar, sondern werden durch gezielten Einsatz geradezu außer Kraft gesetzt. Doch können wir darauf achten, solche Momente nicht völlig zu verunmöglichen, indem wir die Atmosphäre unserer Einrichtung allzu sehr »professionalisieren« oder unsere persönliche Ausstrahlung hinter einer professionellen Maske – mit oder ohne weißen Kittel – verstecken. Im Zweifel hilft Bescheidenheit:

- Wir haben zwar unser allgemeines Wissen, aber wir können nicht von vornherein und von außen wissen, wie im Einzelfall die konkrete widersprüchliche Entwicklung eines Menschen in die Psychose geführt hat. *Wir* brauchen *ihn* als Ratgeber.
- Wir interessieren uns für all das, was der Patient spontan getan hat, um mit der Verunsicherung fertig zu werden und mit konkreten Symptomen umzugehen. Wir anerkennen seine Versuche und überlegen gemeinsam, warum sie nicht gereicht haben oder woran sie gescheitert sind. Wir unterstützen den Patienten in seinen Änderungsversuchen und konzipieren unsere Therapie zunächst als eine Art Supervision.
- Wir interessieren uns für frühere Lebenskrisen und deren Bewältigung, auch und gerade wenn sie nichts mit der Erkrankung zu tun haben. Wir überlegen, was jetzt anders ist.
- Wir anerkennen auch die oft immense Leistung der Familien, versuchen sie zu entlasten, aber nicht unbedingt zu ersetzen. Wir versuchen die Ressourcen zu bündeln, aber auf der Grundlage einer offenen Entscheidung jedes Einzelnen.
- Wir legen unsere zusätzlichen Hilfemöglichkeiten offen, bekennen aber auch, dass wir nicht sicher wissen können, was bei wem wie in welcher Weise bzw. in welcher Dosierung wirkt und mit welchen Nebenwirkungen.
- Wir versprechen nichts, was wir nicht halten können, verkörpern aber Hoffnung.
- Wir interessieren uns dafür, woran der Patient (vielleicht im Unterschied zu uns) eine erste Verbesserung merken oder messen würde. Bei depressiven Patienten drängen wir darauf, den ersten Schritt so klein zu definieren, dass der Erfolg geradezu unvermeidlich wird.
- Vor allem aber: Wenn sich erste kleine Erfolge einstellen, wenn der

Patient sich in irgendeiner Weise entlastet fühlt, loben wir ihn. Das sollten wir schnell und bestimmt tun – bevor er uns zuvorkommt ...

MERKE → Ein gutes Ergebnis helfender, therapeutischer Begleitung und von Psychotherapie insbesondere ist nicht, dass der Patient uns lobt, wie sehr wir ihm geholfen haben, und dass es unsere Interventionen waren, die sein Leben positiv veränderten, sondern dass *er* es war, der *sich* geholfen hat. Er muss die Veränderungen auf sich »attribuieren«. Es muss sein eigenes Veränderungs- und Lösungswissen sein, das zugenommen und ihm nun geholfen hat. Gelungene Therapie macht sich selbst überflüssig. Der Erfolg gehört dem Patienten.

Therapeutische Hilfen für Familien

Historisch betrachtet hat die Psychiatrie im Umgang mit Angehörigen und Familien von Psychosepatienten wiederholt große Fehler gemacht. Auf unterschiedliche Weise wurden die Angehörigen auf die Anklagebank gesetzt oder völlig ignoriert. Rein biologische und vorgeblich moderne psychologische Verfahren waren beteiligt. Das Konzept der Psychose als degenerative Erkrankung, die sich systematisch über die Generationen verschlechtert, steht für die eine, die Idee der »schizophrenogenen Mutter« für die andere Seite. Inzwischen sind alle diese Ansätze eindeutig widerlegt (DÖRNER u. a. 2001).

Die eigentliche Familientherapie ↤ **Entwicklung der Familientherapie** entwickelte sich später als die Einzeltherapie. Die anfänglichen Modelle und Überlegungen krankten daran, dass die althergebrachten Strukturen übertragen und die Familie zum Patienten erklärt wurde. Dialogische oder systemische Ansätze waren noch nicht genügend entwickelt. Die Ressourcen der Familie fanden keine genügende Beachtung. Inzwischen hat hier eine deutliche Veränderung stattgefunden. Sie mag zum einen mit neuen theoretischen Impulsen insbesondere aus der Systemtheorie zusammenhängen, ist zum anderen aber sicher ein Ausdruck des gewachsenen Selbstbewusstseins der Angehörigen.

Selbstverständlich gibt es ähnlich wie bei der Einzelpsychotherapie, wenn auch nicht ganz so ausgeprägt, auch bei der Familientherapie unterschiedliche Schwerpunkte. Die psychoedukative Familientherapie beschränkt sich darauf, ein weitgehend somatisches Krankheitsmodell zu erklären und entsprechend dem Vulnerabilitäts-Stress-Bewältigungs-Modell nach möglichen Stressoren zu fahnden. Ziel ist es, dass alle Beteiligten lernen, mit der Erkrankung zu leben. Für bewusste oder unbewusste Schuldgefühle (in beide Richtungen!) und für etwas tiefer gehende Konflikte des Zusammenlebens ist kein Raum.

Man kann den Eindruck haben, dass die meisten Patienten und Angehörigen inzwischen in ihrem Problembewusstsein weiter als die meisten Therapeuten sind. Sie erleben es als möglich und sogar wünschenswert, über Wechselwirkungen im Zusammenleben zu sprechen, ohne dabei einseitig Schuld zuzuweisen. Es erscheint ihnen hilfreich und geradezu spannend, sich auch über die unterschiedliche Sicht auf frühere Konflikte auszutauschen und subjektive Schuldgefühle, die ja fast immer bei Patient *und* Angehörigen vorkommen und auch nicht einfach wegzudefinieren sind, gemeinsam anzusehen und zu überprüfen. Auch an dieser Stelle ist die anthropologische Sicht, also der Blick auf »das normale Leben«, hilfreich und entlastend. Selbstverständlich machen alle Eltern Fehler. Selbstverständlich ist niemand frei davon, eigene Konflikte an die nächste Generation weiterzugeben. Insofern ist eine Krise für alle Beteiligten eine Chance, sich und andere in einem neuen Licht zu sehen.

Die Einbeziehung von Angehörigen wird inzwischen immer selbstverständlicher. Ein Grund dafür ist darin zu sehen, dass sich der Schwerpunkt der Psychiatrie immer mehr in den ambulanten Bereich verlagert, also immer mehr Patienten entweder zu Hause leben oder doch von den gewachsenen Beziehungen der Ursprungsfamilie profitieren oder in einer eigenen Familie Unterstützung brauchen. Insofern ist es nur recht und billig, wenn die professionell Tätigen versuchen, die Familienangehörigen in ihrer wichtigen Funktion zu unterstützen.

⟻ **Familiäre Ressourcen**

Zudem ist nicht mehr umstritten, dass das Ausmaß an Stress und Anspannung in engem Zusammenhang mit der Gefahr eines Rückfalls steht. In welcher Richtung die Wirkung zu verstehen ist, ist hingegen offen.

Ein Projekt von D. G. Langsley u. a. (1969) konnte bereits in den sechziger Jahren die Wirksamkeit einer ambulanten häuslichen Krisentherapie zur Vermeidung stationärer Aufenthalte nachweisen. Verschiedene Teams konnten zeigen, dass unterschiedliche Formen des »Familienmanagements« Rückfallraten senken helfen. Diese Programme hatten allerdings mit ausgewählten motivierten Patienten und Familien zu tun und sie waren weitgehend standardisiert.

Je schwieriger die Klientel ist, etwa weil die Patienten schlecht auf Neuroleptika ansprechen, desto eher ist eine flexible psychodynamische Familientherapie erfolgreicher als eine standardisierte (Levene u. a. 1989).

Im Folgenden möchte ich noch einmal ↤ **Anhaltspunkte für Angehörige** die Anregungen zusammenfassen, die sich für Angehörige in dieser und anderer Form immer wieder aus den diversen Psychoseseminaren herauslesen lassen:

Ver*un*sicherung: Wenn eine Psychose mit einer Verunsicherung des inneren Selbst, vielleicht auch mit dem Verlust der eigenen Grenzen einhergeht, dann macht es keinen Sinn, wenn die Mitmenschen »selbst-los« handeln. Es ist zwar wichtig, Rücksicht zu nehmen und den Erkrankten immer wieder so selbstverständlich wie möglich ins Familienleben einzubeziehen. Wenn Angehörige aber die eigenen Interessen und Gewohnheiten völlig »opfern«, wird die Orientierung für alle schwerer.

Entwicklung: Wenn eine Psychose auch so etwas ist wie ein Rückgriff auf frühere Entwicklungsstufen, die aktuell (scheinbar) mehr Sicherheit bieten, dann wird auf diese Weise möglicherweise ein tieferer seelischer Konflikt vorübergehend aufgehoben, gleichzeitig aber auch verschärft. Die Gleichzeitigkeit verschiedener physischer und psychischer Entwicklungsstufen erfordert vor allem für die Angehörigen eine schwierige Balance: einerseits Verständnis zu zeigen für kindliche oder pubertäre

Bedürfnisse, andererseits die reale Person und ihren realen Entwicklungsstand zu respektieren.

Rätsel: Wenn Psychosen Rätsel aufgeben, dann steckt darin auch für Angehörige die Chance, mehr über sich selbst, die Wahrnehmungen des anderen und die Bedingungen des Zusammenlebens zu erfahren. Das kann schmerzhaft sein *und* befreiend. Die psychotische Kommunikation ist vielleicht der einzige Ausweg aus dem Dilemma. Alle sind gefordert, ihre Wahrnehmung zu vervollständigen und mehr von sich selbst wahr zu machen. Jeweils eigene Fragen und Antworten zu finden ist sicher nicht leicht. Wechselwirkungen zu erkennen, ohne Schuld (!) zu verteilen, ist eine hohe Kunst, die erst mit größerem zeitlichem Abstand gelingt.

Existenzsicherung: Wenn eine Psychose zum Verlust der eigenen Grenzen führt, kann das große Gefahr bedeuten, vorrangig für den Betreffenden selbst, seltener auch für andere. Dann ist »Gegnerschaft« gefordert; denn sich an den Grenzen anderer orientieren zu müssen kann der letzte Haltepunkt sein. Die Sicherung der eigenen Existenz kann vom Handeln anderer abhängen. Gegner zu sein, ohne den anderen klein zu machen, braucht Mut und Selbstachtung. In suizidalen Lebenskrisen kann es notwendig sein, sich und dem anderen Hilfe zu holen.

Dabei-sein: Wenn Psychosen mit panischen Ängsten verbunden sind, dann können sich diese quasi »durch die Poren« auf andere übertragen. Umso wichtiger sind Gelassenheit und Geduld, räumliche Geborgenheit, Ruhe ohne neue angstauslösende Reize, körperliche Nähe ohne Grenzüberschreitung, Anwesenheit ohne Forderung.

Kontakt: Wenn eine Psychose aus menschlicher Isolation erwächst oder sich in Isolation verstärkt, dann folgt daraus die Notwendigkeit und auch die Schwierigkeit, den Kontakt zu halten bzw. (wieder) herzustellen. Dazu braucht es oft ein langwieriges Ringen. Angehörige sind in dieser Situation besonders wichtig. Auch scheinbar banale Kontakte können bedeutsam sein, wenn sie »selbstverständlich« sind. Auch seltene Kontakte können Halt geben, wenn sie verlässlich sind. Alltägliche Kontakte zu Nachbarn, zum Postboten oder zu einer Verkäuferin usw. haben den Vorteil, dass sie »ungefährlich« sind. Wenn eine Psychose zum Abbruch (fast) aller Kontakte führt, dann kann man das auch als Flucht/Schutz vor Überforderung durch ein Zuviel an Beziehung(en) verstehen. Das jeweils bekömmliche Maß an Nähe und Distanz kann jeder Mensch nur für sich selbst herausfinden und muss es immer neu balancieren. In Psychosen Kontakt zu knüpfen und zu halten ist schwierig, weil notwendige Nähe und gefürchtete Grenzüberschreitung sehr nah beieinander liegen. Bei dieser Gratwanderung sollten Angehörige stützenden Rückhalt durch eine Angehörigengruppe suchen, damit sie den Kontakt zu sich selbst nicht verlieren.

Grenzen des Verstehens: Wenn ein Mensch sich in der Psychose unverständlich macht, so schützt er sich damit auch vor dem Verstandenwerden: Er prüft gewissermaßen das Bemühen der anderen um Verständnis und entflieht gleichzeitig in einen Bereich, in den letztlich niemand folgen kann. Das bedeutet Einsamkeit und unangreifbare Eigenheit. Menschen in Psychosen senden somit eine widersprüchliche Botschaft aus, die zutiefst menschlich ist: Im Spannungsfeld zwischen dem sozialen Angewiesensein und der unausweichlichen Einsamkeit eines jeden Menschen muss sich jeder zurechtfinden. Um Verständnis zu ringen, ohne Verstehbarkeit zu fordern, und Eigenheit und Schutzbedürfnis des anderen zu respektieren erfordert eine gewisse Bescheidenheit.

Kooperative Pharmakotherapie

Neuroleptika wirken auf einen Teil der psychotischen Symptomatik, indem sie die Reizübertragung im Hirnstoffwechsel so gezielt wie möglich beeinflussen. Sie wirken unabhängig davon, in welchem Zusammenhang die Symptomatik zu erklären und zu verstehen ist, deshalb ergibt sich umgekehrt aus ihrer Wirkung auch nicht der Beleg einer bestimmten Kausalität. Sie wirken unabhängig von Diagnosen, darum kann auch

nicht behauptet werden, sie würden etwa Schizophrenie »heilen«. Sie wirken eher bei akuten Positivsymptomen (Denkstörungen, Halluzinationen), und zwar subjektiv umso eher, je verzweifelter und angetriebener der Patient ist. Sie wirken sehr viel weniger bei chronischen Zuständen und bei Negativsymptomen (Passivität, Rückzug).
Diese antipsychotische Wirkung haben Neuroleptika bei lediglich etwa zwei Dritteln der Patienten und auch da bei weitem nicht bei allen gleich; d. h., es gibt so genannte Non-Responder und es gibt Patienten, bei denen Neuroleptika keine ausreichende oder gar eine paradoxe Wirkung haben. Dennoch: Die symptomatische Wirkung ist mehrfach und hinreichend belegt. Der Zustand bessert sich zumindest deutlich schneller als ohne Neuroleptika. Die Wirkung liegt innerhalb von sechs Wochen bei 70 Prozent; Symptomreduktion im Vergleich zu einer Placebo-Medikation (Medikament ohne Wirkstoff) bei immerhin 25 Prozent. Zur subjektiven »Brechung« dieser Wirkung ist oben schon einiges ausgeführt. Vor allem wenn man die langfristige Wirkung der Medikamente betrachtet, ist doch eher Ernüchterung zu spüren. Auch bei andauernder Compliance kommt es bei etwa 50 Prozent der Patienten sowohl mit Psychosen aus dem schizophrenen Formenkreis als auch mit bipolaren Störungen zu Rückfällen.
Neuere Untersuchungen zeigten, dass manche Patienten mit psychotherapeutischer Begleitung auch ohne Neuroleptika mindestens gleich gute Behandlungsergebnisse hatten (LEHTINEN 1996). Vor allem eine langfristige Medikation scheint bei einem Teil der Patienten weder notwendig noch sinnvoll (PORTIN/ALANEN 1997). Insofern muss an die Stelle genereller Befürwortung oder Ablehnung von Neuroleptika eine differenzierte Entscheidung treten, welche Therapien in welcher Kombination und Gewichtung welchen Patienten nützen. Auch die Höhe der notwendigen Dosierung ist offensichtlich nicht nur von bestimmten Patientenvariablen abhängig, sondern von weiteren zur Verfügung stehenden Ressourcen. **Fremd- und Selbstheilung, Seite 85**

Umstritten sind Neuroleptika nicht so sehr wegen ⟵ **Nebenwirkungen**
dieser momentanen und relativen Wirkung, sondern eher wegen ihrer somatischen und psychischen Nebenwirkungen, vor allem wegen ihrer unnötig reduktionistischen Begründung und der damit verbundenen Absolutheit ihres Einsatzes. Die somatischen Nebenwirkungen wurden durch die so genannten atypischen Neuroleptika, die auf etwas komplexere Weise andere Transmitter ansprechen, abgeschwächt bzw. zumindest verändert. Standen bei den alten hochpotenten Neuroleptika (wie Haldol, Fluanxol, Glianimon) ausgeprägte motorische Nebenwirkungen und das langfristige Risiko bleibender motorischer Schäden im Vordergrund (Dyskinesien), können die atypischen Neuroleptika (wie Zyprexa, Solian, Risperdal) vor allem zu deutlichen Gewichtszunahmen und Libidoverlust führen.

Die psychischen Nebenwirkungen können sehr viel umfassender sein; dafür sind sie eigentlich weniger der chemischen Wirkung der Medikamente anzulasten als vielmehr deren indirekter Wirkung, die vor allem abhängt vom behandelnden Arzt und seiner Botschaft. Vom Kontext hängt ab, ob der Patient sich als ganze Person aufgehoben und unterstützt fühlt oder sich selbst reduziert auf einen entgleisten Hirnstoffwechsel. Letzteres kann bedeuten, dass der Patient seine Konflikte und seine Ambivalenz noch tiefer abspaltet und seine Selbstverantwortung weitgehend aufgibt. Er setzt seine ganze Hoffnung auf die Medikation und seinen Arzt, doch dieser verspricht mehr, als er halten kann. Symptomreduktion bedeutet eben noch nicht unbedingt Heilung. Vielleicht ist sie ohne Symptome sogar weiter entfernt als vorher.

MERKE ⟶ Ein neues inneres Gleichgewicht, ein besseres Verständnis der eigenen Entwicklung, eine Auflösung innerer Widersprüche, eine neue Balance der Beziehungen, das alles ist mit Medikamenten allein nicht zu erreichen. Insofern ist es notwendig, die Begrenztheit der mit Medikamenten erreichbaren Ziele offen zu legen und sie in eine psychotherapeutische Gesamtstrategie einzubinden.

Eine Psychose auf die Entgleisung eines Transmitters ⤙ **Non-Compliance**
zu reduzieren ist ungefähr so überzeugend, wie die Verliebtheit mit dem damit verbundenen Herzklopfen zu erklären. Das schließt nicht aus, dass manche Patienten erst einmal entlastet sind, wenn sie über die mögliche Eigendynamik ihres Hirnstoffwechsels in einer bestimmten Krisensituation aufgeklärt werden. Es gibt ja auch Partner, die sich übers Internet finden. Für die meisten Patienten heutzutage, insbesondere die heute so genannten jungen Wilden, die nicht durch einen langen Krankenhausaufenthalt sozialisiert wurden, greift die reduktionistische somatische Erklärung zu kurz. Sie haben das subjektiv verständliche Bedürfnis, umfassender wahrgenommen zu werden. Wenn sie spüren, dass sie das nicht bekommen, wenden sie sich ab. Die Erfahrung unserer Institutsambulanz lehrt, Non-Compliance vor allem aus diesem Zusammenhang heraus zu erklären. Nicht nur die Chemie des Wirkstoffs allein entscheidet und ist immer weiter zu verbessern; Ähnliches gilt für die »Chemie« in der Beziehung.

Die Wirkung von Psychopharmaka zielt über den Körper auf den seelischen Zustand. Auch die Nebenwirkungen werden nicht nur körperlich, vielleicht sogar in erster Linie seelisch erfahren. Dabei spielt nicht nur die Dosis des Wirkstoffes, sondern die Art und Weise des Umgangs mit der Medikation eine entscheidende Rolle. In welcher Weise Arzt und Patient hinsichtlich der Medikation kooperieren, kann – im Sinne einer globalen Nebenwirkung – nicht nur Krankheitsverständnis und Bewältigungsstrategien, sondern darüber hinaus auch das allgemeine Selbstverständnis und Verantwortungsgefühl eines Menschen umfassend beeinflussen. ⤚ **Erstgespräch, Seite 79**

Notwendig aber ist eine grundlegende kritische ⤙ **Kooperationsmodell**
Reflexion der Kooperationsbeziehung in der Psychiatrie, gerade und besonders hinsichtlich der Medikation. Das wachsende Selbstbewusstsein von Patienten und Angehörigen verlangt nach dialogischen Strukturen, erfordert die Aufgabe patriarchalischen Gebarens zugunsten einer gleich-

berechtigten Bewertung und Verhandlung *auch* der Medikation. Sonst bleibt die Kooperation bei der Medikation von der in Gang gekommenen Modernisierung der Beziehungen in der Psychiatrie merkwürdig unberührt. M. Zaumseil (2000, S. 197 ff.) plädiert in diesem Kontext für ein Modell der »geteilten Entscheidungsfindung«: Ein wechselseitiger Informationsaustausch über unterschiedliche Ziele und Wertvorstellungen führt zu einer ehrlichen Öffnung unterschiedlicher Handlungsoptionen. Beide Seiten teilen die Verantwortung für die dann gemeinsam getroffene Entscheidung, auch dann, wenn sich der Therapeut mit seiner Vorstellung (z. B. welche Dosierung notwendig ist) nicht hat durchsetzen können.

Solche und ähnliche Kooperationsmodelle haben aus meiner Sicht Charme; sie gehen über die klassische Psychoedukation weit hinaus, der Realität in unserer Ambulanz kommen sie sehr nah. »Wo immer die Pharmakotherapie innerhalb eines umfassenderen psychosozialen (bzw. psychotherapeutischen) Behandlungskontextes relativierbar wird und die Behandlung sich an den Bedürfnissen eines einzelnen Patienten und seines Netzwerkes orientiert, da besteht die Chance, dass sich das Handeln derer, die als Professionelle und Betroffene kooperieren, miteinander entwickeln kann.« (ebd., S. 209) In dieser Hinsicht sind die in Skandinavien entwickelten Modelle einer »bedürfnisnahen Therapie« lehrreich, weil sie zeigen, wie Betroffene helfen können, mit Neuroleptika sparsam umzugehen und auf Klinikbetten weitgehend zu verzichten (Portin / Alanen 1997; Cullberg u. a. 2000).

Die folgende Gegenüberstellung von alten und neuen Kooperationsstrukturen bei der Medikation soll die Richtung der notwendigen Entwicklung verdeutlichen. ⌐ **Gesprächsführung, Seite 74**

TABELLE Koperationsstrukturen

	Traditionelles Modell	Partnerschaftliches Modell
Dosis	Viel hilft viel	So wenig wie möglich, nur wenn nötig, Alternativen abwägen
	Je früher, desto besser	Dosierung und Art der Medikation autonomiefördernd (Selbst- und Bedarfsmedikation, orale Medikation vor Depot)
Dauer	Je länger, desto besser Zwei Jahre nach erster, fünf Jahre nach zweiter Episode	So kurz wie möglich, vorsichtige Reduktion nicht verwehren, sondern abstützen.
Verständnis	Einfaches Krankheitskonzept: Stoffwechselstörung ausgleichen Vulnerabilität als genetisch bedingt	Offenes Krankheitsverständnis, Ernstnehmen des subjektiven Selbstverständnisses
	Missachtung von Psychoseinhalten und Biografie	Wahrnehmung von Bedeutung, Funktion und biografischem Zusammenhang
	Keine Differenzierung individueller Psychoseerfahrung	Unterscheidung verschiedener Psychosen
Zielsetzung	Symptomfreiheit um jeden Preis	Gemeinsames Abwägen von Zielen
	Rückfälle vermeiden um jeden Preis (»Vita minima«)	Erweiterung von Entscheidungs- und Handlungskompetenz
	Vorgabe der Ziele von außen, keine Differenzierung	Angstreduktion
Information	Keine ausreichende Information, Verharmlosung von Nebenwirkungen	Ausführliche Information über kurzfristige Nebenwirkungen
Beziehung	Autoritäre Beziehung: Bestimmung statt Verhandlung, Abnahme von Verantwortung.	»Ideologiefreie« Behandlung ohne Zuschreibung von Krankheitskonzept
	Kein Verständnis für psychische Nebenwirkungen: Abspaltung von Erlebnisinhalten, Abnahme von Eigenverantwortung, Enteignung der eigenen Erfahrung	Teilen von Verantwortung, Einbettung der Medikation in tragende therapeutische Beziehung

Ein umfassendes Menschenbild, eine vollständige Wahrnehmung, mehr Respekt für subjektive Prozesse und eine größere Fähigkeit zum Dialog sind notwendig, um langfristig tragfähige therapeutische Strukturen zu entwickeln. Mit einer reduktionistischen Sicht auf die Psychose als eine Art Transmittermangelerkrankung wird die Psychiatrie für sich selbst zum Problem: Mit einer so beschränkten Wahrnehmung kann man die heutigen Patienten nicht mehr erreichen. Entsprechend autoritäre Beziehungsangebote schrecken ab.

In der immer noch relativ bunten Versorgungslandschaft gibt es einige Modelle, die ähnlichen Prinzipien folgen, wie sie etwa Y. ALANEN (2001) für sein »need-adapted-treatment« formuliert. Er verknüpft psychoanalytische und systemische Überlegungen und fordert ein deutliches Schwergewicht auf ambulante Behandlung mit einer bevorzugten Kombination von Einzelpsychotherapie, Familientherapie und Pharmakotherapie. Einen entscheidenden Stellenwert hat die so genannte »Therapieversammlung«, an der Patient, Familienangehörige und die zuständigen Therapeuten beteiligt sind. Alle relevanten Entscheidungen zur weiteren Planung werden in diesem Gremium besprochen und getroffen. Es gibt also ein Höchstmaß an Transparenz und Feinabstimmung aller Beteiligten.

↤ **Modelle der Integration**

Spezielle Fragen

Auf Wahnerleben eingehen?

Mit Menschen, die akute oder andauernde psychotische Wahrnehmungen haben, ins Gespräch zu kommen und eine tragfähig therapeutische Beziehung zu entwickeln ist nicht einfach und bedeutet in vielfacher Hinsicht, eine Balance finden zu müssen. Viele Spannungsfelder und auch Beziehungsfallen tun sich auf. Das hat etwas mit der besonderen Sensibilität des Gegenübers zu tun, mit seiner Reizoffenheit bei gleichzeitiger Verschlossenheit und mit der tendenziellen Unerreichbarkeit. In dieser Situation ist es hilfreich, sich vor Augen zu halten, dass die notwendige eigene Balance nicht grundsätzlich verschieden ist von jener, die in jeder Beziehung stattfindet, denn in jeder Beziehung geht es um eine Balance von Abstand und Nähe, um die Gleichzeitigkeit der Wünsche nach Autonomie und nach Bindung. Gerade psychoseerfahrene oder akut psychotische Menschen empfinden diese Balance sehr existenziell: Bei einem Hausbesuch fand ich die Tür offen und sah den Patienten im übernächsten Zimmer auf der Fensterbank sitzen. »Noch ein Schritt weiter und ich springe«, war sein erster Satz. Die Annäherung auf fünf Meter war für ihn zu bedrohlich.

Manchmal erscheint die Psychose geradezu als Kompromiss in diesem Dilemma. Wer Stimmen hört, ist nicht allein, ohne wirklich eine Beziehung riskieren zu müssen; er hat Kontakt, ohne das Alleinsein aufgeben zu müssen. Wer wirres Zeug redet, zieht Aufmerksamkeit auf sich, ohne durchschaubar zu sein. Wer psychotisch wird, erlebt die anderen als zudringlich, als durch-greifend auf sein Innerstes, auch ohne dass das deren Intention entspricht. Indem sich der psychotische Mensch unverständlich »macht«, zieht er sich auf einen letzten Hort der Eigenheit zurück. Hier wird der Doppelsinn des Bemühens um Verständnis deutlich: Den anderen verstehen wollen kann ein liebendes Bemühen kennzeichnen, aber auch als Enteignung, als ein Entreißen von Geheimem erlebt werden.

Besonders mühsam kann es sein, gegenüber einem wahnhaften Patienten die Orientierung übernehmen zu sollen. Vor allem wenn sich Patienten im Wahn bei uns vergewissern wollen, ob wir dieses und jenes nicht genauso erleben, wenn sie um unser Einverständnis ringen, dann stecken wir als Therapeuten im Zwiespalt. Einerseits spüren wir die Einsamkeit und Not des anderen, seinen Wunsch, das Schreckliche zu teilen. Gleichzeitig wollen und dürfen wir unsere innere Übereinstimmung, unsere Authentizität nicht aufgeben; der Patient würde uns eine platte Zustimmung ohnehin nicht abnehmen. Der Patient will uns beteiligen und flüchtet zugleich in eine Welt, in der wir nicht oder nur begrenzt folgen können. Vielleicht ist auch das als ein Ausdruck der grundlegend menschlichen Balance zwischen Abstand und Nähe und der Gleichzeitigkeit der Wünsche nach Autonomie und Bindung zu verstehen. Dieses Wissen macht unseren Tanz auf dem Seil nicht völlig anders, doch ist das Seil etwas tiefer gespannt, oder höher, ganz wie man es sieht.

Doch was folgt für die konkrete therapeutische Intervention:

1. Für viele Patienten ist entscheidend, ob ich die emotionale Notlage erkenne, verbalisiere und damit teile. Dafür ist es nicht notwendig, dass ich die Wahrnehmung eines bestimmten Objekts oder einer bestimmten Person teile; ich muss die Wahrnehmung als solche anerkennen. Ich muss die Wahrnehmung des anderen »für wahr nehmen«. Das ist auch nicht zu viel verlangt. Alle unsere Wahrnehmungen sind von einem philosophischen oder kybernetischen Standpunkt aus betrachtet subjektiv und die Verständigung sogar über physikalische Selbstverständlichkeiten eigentlich ein Wunder

2. Bei manchen Patienten darf die Anteilnahme auch aktiv formuliert sein: »Ich frage mich, wie Sie das aushalten. Wenn ich das, was Sie beschreiben, genau so erleben würde, ich wüsste nicht, wie ich das aushalten sollte.«

3. Manche Patienten sind vielleicht noch für das Dilemma offen, das sie uns bereiten: »Ich möchte Ihnen gerne beistehen, aber Sie machen mir das nicht leicht.« Oder: »Wenn ich Ihnen emotional folge, stelle ich mir das schrecklich vor. Aber meine Sinne machen da nicht mit, die zeigen mir das so und so, die schützen mich offenbar vor solchem Schrecken.«
4. Wenn die Wahrnehmung sehr quälend ist, kann man auch versucht sein das Anerkennen des Schreckens mit einem Angebot der Entlastung zu verbinden. Egal ob damit Medikamente oder andere, eher milieutherapeutische Angebote der Entspannung gemeint sind, auch hier ist es wichtig, die Balance zu wahren, das Dilemma von Autonomie und Bindung nicht zu leugnen. Hilfreich kann es sein, den Patienten an der Auswahl zu beteiligen, ihm eine Entscheidungskompetenz zuzubilligen: »Ich stelle mir das, was Sie beschreiben, schrecklich vor. Ich frage mich, wie Sie das aushalten. Wir können diese schrecklichen Dinge offenbar beide nicht beeinflussen. Ich frage mich, wie Sie sich selbst ein wenig schützen können. Was, denken Sie, könnte Sie für einen winzigen Moment beruhigen: ein Medikament oder ein warmes Bad? Oder was halten Sie von einem gemeinsamen Spaziergang?«

Negativsymptome – Hauptproblem oder Artefakt?

Immer wieder gibt es die Vermutung, dass die akuten Symptome gar nicht das Hauptproblem seien. Wenn mit einer Psychose Lethargie, Rückzug und Lähmung verbunden sind, sei das für den Patienten doch viel schlimmer. Der Begriff »Negativsymptomatik« ist entsprechend suggestiv. Mit etwas Abstand betrachtet erscheint mir diese beziehungslose Dichotomie – hier die einen, hier die anderen Symptome – als unverständlicher Ausdruck einer Grunderkrankung problematisch. Ich habe da Zweifel, die zuerst in den Psychoseseminaren auftraten. Dort geht es auf Wunsch aller Beteiligten immer wieder auch um die Negativsymptomatik oder um depressive Verstimmungen im Anschluss an eine schizophrene Psychose. Zu

Anfang der Seminare dachte ich, dass der Abend sicher eher zäh, mühsam und langweilig werden würde. Das Gegenteil war der Fall.
Vielleicht ist ein solches Thema in der offenen, absichtslosen Atmosphäre des Psychoseseminars und im offenen Trialog mit vielen nicht voneinander abhängiger Menschen leichter zu bearbeiten als in der therapeutischen Zweierbeziehung. Jedenfalls hat sich mein Verständnis in einer Weise erweitert, die mir auch im Alltag weiterhilft:

- Schweigen ist beredt. Rückzug ist nicht passiv. Jede Negativsymptomatik ist Teil einer Interaktion, ist Reaktion und Aktion zugleich.
- Rückzug bedeutet auch Schutz: vor neuer Überreizung, vor alten Ansprüchen, vor bekannten Widersprüchen.
- Nach einer akuten Psychose kann eine Pause von der übergroßen Anstrengung bitter notwendig sein, um neue, besser passende Maßstäbe zu finden: Wie viele Menschen tun mir eigentlich gut? Kann es sein, dass ich Zweiergespräche besser aushalte als Gruppen? Wie viel Ablenkung brauche ich trotzdem?
- Vielleicht wird nach der übervollen Wahrnehmung aber auch das Grau des alltäglichen Lebens schmerzhaft bewusst. Der Rückzug ist dann Ausdruck des Dilemmas, eine neue Psychose nicht riskieren zu wollen, mit dem Alltag aber nicht mehr zufrieden zu sein.
- Die Psychose kann mit einem ungelösten Konflikt, einem tiefen Widerspruch zusammenhängen (auch ohne kausale Verknüpfung!). Wenn die Psychose zu Ende ist, muss der Konflikt noch lange nicht gelöst sein. Eine (psycho)therapeutische Begleitung ist nun nötiger denn je, doch steht sie oft gerade dann nicht zur Verfügung bzw. beschränkt sich auf die Medikation und die Wahrnehmung von Frühwarnzeichen.
- Der Patient kann auch von uns Therapeuten und unserem höchst unzulänglichen Angebot bewusst oder unbewusst tief enttäuscht sein, ohne das deutlich artikulieren zu können oder zu wollen. Er kann entnervt sein, weil viele Bezugstherapeuten ständig wechselten und auch nach der Entlassung dann doch nicht mehr zur Verfügung standen.

- Der Rückzug kann zudem ein Spiegel für unsere eigene »professionelle« Botschaft sein:
  - »Pass auf, dass du auf keinen Fall wieder psychotisch wirst« – Wie soll das gehen, wenn das Leben doch Krisen mit sich bringt?
  - »Jeder Rückfall erhöht die Gefahr der Chronifizierung« – Wirklich? Oder ist das nicht eher unser Umgang mit Rückfällen?
  - »Achte auf deine Frühsymptome« – Wenn ich ständig auf jede Winzigkeit achte, wie soll ich dann so etwas wie Selbstverständlichkeit wiederfinden?

E. CORIN und G. LAUZON (1992) beschreiben, wie notwendig ⟵ **Isolation**
ein sozialer Rückzug sein kann. Sie verglichen zwei größere parallelisierte Stichproben von Patienten, von denen die einen nach einer oder mehreren Psychosen schnell wieder rückfällig wurden und ins Krankenhaus mussten, und jene, denen das erspart blieb. Viele Variablen wiesen keinen Unterschied auf. Beide Gruppen hatten deutlich reduzierte soziale Netzwerke. Die schnell wieder erkrankten Patienten allerdings haderten mit dieser Einbuße, denn sie hatten die typischen amerikanischen Maßstäbe verinnerlicht und sahen sich nun als gescheitert an, weil sie diesen nicht mehr entsprachen. Die anderen konnten sich zugestehen, dass ihnen weniger Kontakte genügen und sie vielleicht doch eher Eigenbrötler seien, d. h., sie versuchten aktiv, für sich selbst passendere Maßstäbe zu finden. Diese Patienten wurden weniger schnell wieder psychotisch.

Mit diesen Gedanken soll die Einsamkeit nicht verherrlicht und die Gefahren der Eigendynamik von Isolation nicht verharmlost werden. Wichtig ist die »subjektive« Brechung, die Achtung der Wahrnehmung und des Selbstverständnisses der Patienten. Nur mit ihnen zusammen können wir Lösungen und geeignete Maßstäbe finden. Um das überhaupt zu können, müssen wir eine entsprechende Nachsorge erst einmal anbieten, müssen wir mehr Kontinuität zulassen und organisieren, müssen wir unter Umständen auch die Abwehrfunktion des sozialen Rückzugs und der so »Negativsymptomatik« erkennen und geduldig daran arbeiten.

Erschreckend wenige unserer Angebote sind aufsuchend. Erschreckend wenig fantasievoll und geduldig bemühen wir uns, zurückgezogene Patienten zu erreichen und in einen sozialen Zusammenhang einzubinden. Oft bemühen wir uns nicht, die Hintergründe zu verstehen, machen abstrakt die Krankheit mit ihrer eben negativen Symptomatik verantwortlich und raten dazu, eine Betreuung einzurichten, damit der Patient ins Krankenhaus gebracht werden kann. Da geht es ihm dann vielleicht sogar besser, wegen der atypischen Neuroleptika oder wegen des nun möglichen Kontakts. Anschließend aber ist wieder alles wie vorher – mit Drehtüreffekt.

Negativsymptome verdienen Aufmerksamkeit. Wenn wir sie nur definieren oder ausschließlich als Problem betrachten, können wir ihren Zusammenhang nicht kennen lernen und ihre Sprache nicht verstehen. Damit schützen wir uns vorrangig selbst und müssen uns fragen, ob wir so nicht zum eigentlichen Problem beitragen.

MERKE → Auch die so genannten Negativsymptome, etwa Rückzug und Passivität, haben eine Geschichte und eine Botschaft. Auch bei diesen Symptomen müssen wir lernen, ihre Sprache zu verstehen. In mancher Hinsicht halten gerade diese Symptome uns einen Spiegel vor, sind eine Antwort auf unsere Krankheitstheorie und unsere Behandlungspraxis.

Sind Zwangsmaßnahmen zu vermeiden?

Unser Versorgungssystem ist in vielerlei Hinsicht widersprüchlich. Freiwillige Hilfen haben eine hohe Schwelle und beinhalten viele Voraussetzungen, die nach der klassischen Krankheitsdefinition gar nicht zu erfüllen sind: Krankheitseinsicht, regelmäßige Medikamenteneinnahme, verbindliche Terminabsprachen, Bereitschaft, selbst aktiv zu werden und in Praxis oder Klinik regelmäßig zu erscheinen. Wer dazu nicht in der Lage ist, fällt aus dem System heraus. Aufsuchende Hilfe, voraussetzungslose niedrigschwellige Angebote, Möglichkeiten zu ambulanter Krisenintervention,

Einbeziehung von Familien und anderen privaten Ressourcen – alles weitgehend Fehlanzeige. Wen wundert es noch, dass bei so viel »Enthaltsamkeit« und strukturellem Unvermögen die Rate der Zwangsmaßnahmen hoch ist? Je größer der Einzugsbereich einer Klinik, desto höher ist diese Rate. Je traditioneller die Aufnahmeprozedur, je geringer die Behandlungskontinuität, je weniger Behandlungsvereinbarungen, desto mehr Zwangseinweisungen, Zwangsmedikationen und Fixierungen. Seit der Reform des Betreuungsrechts (ehemals Vormundschaftsrecht) explodiert die Zahl der rechtlichen Betreuungen, und das überwiegend, weil diese zunehmend an die Stelle der sonstigen Betreuungsangebote treten, die weiter stur an dem bequemen »Komm-Prinzip« festhalten.

Das alles ist umso ärgerlicher, als diese ↤ **Zwangsrate ein Armutszeugnis** hohe Rate unnötiger Zwangsmaßnahmen ohne jede Selbstkritik leichtfertig der Schwere der Erkrankung zugerechnet wird. Das ist nicht fair und blendet aus, dass viele unserer Angebote unzulänglich sind: Gerade weil Patienten nicht »abgeholt« werden – im wörtlichen wie im übertragenen Sinn, nämlich in ihren Wohnungen und in ihren eigenen Vorstellungen und Konzepten –, weil sie mit ihren Familien nicht in die Behandlungsplanung einbezogen werden, weil es so wenig Behandlungskontinuität gibt, auch deshalb ist die Zwangsbehandlungsrate so hoch, höher als in vielen anderen Ländern. Ein Armutszeugnis für uns, nicht für die Patienten!

Nicht nur klinische, auch viele gemeindenahe psychosoziale Einrichtungen verbinden ihr Angebot mit ungerechtfertigten Auflagen und tragen so zur Ausgrenzung und indirekt zu Zwangsmaßnahmen bei:

- »Wir können Sie auf unserer Station nicht aufnehmen, wenn Sie keine Medikamente nehmen wollen.«
- »Wenn Sie in unseren Wohneinrichtungen betreut werden wollen, müssen Sie an einer verhaltenstherapeutischen Gruppe teilnehmen.«
- »Die Arbeitstherapie können Sie nicht mitmachen, wenn Sie nicht vorher die Psychoedukation durchlaufen haben.«

- »Diese Wohnung in unserem Betreuten Wohnen müssen Sie aufgeben; wir können Sie nicht mehr betreuen, weil Sie nicht regelmäßig an unseren Gruppen teilnehmen.«

Eine solche Verknüpfung mag im Einzelfall verständlich sein, zulässig ist sie dennoch nicht. Patienten werden nicht als Partner behandelt. Ein Vertrauensverhältnis kommt gar nicht erst zustande. Wir dürfen nicht die Wahrung von Grundrechten – und dazu gehört die Behandlung im Notfall oder die Gewährung von Wohnraum – von Auflagen abhängig machen, die für den Patienten in dieser Situation wie ein Unterwerfungsritual wirken. Unsere Überzeugungskraft muss aus der Sache selbst kommen, auch wenn wir dann mehr Zeit brauchen. Betreutes Wohnen hat für mich den Charakter eines Nachteilausgleichs, auf die durch Krankheit benachteiligte Patienten ein Anrecht haben. *Wie* die Betreuung aussieht, darüber können wir lange und ausgiebig streiten, *ob* der Patient unterstützt wird, darf nicht in Frage stehen.

Auch unter günstigeren strukturellen Bedingungen wird es Situationen geben, in denen es notwendig ist, Menschen in Psychosen zu halten, zu begrenzen, an unkontrollierten Aktionen zu hindern. Viele Betroffene sagen selbst: »Wenn ich in einer Psychose aufhöre mich zu ernähren, wenn ich Verkehrsregeln nicht mehr erkennen und beachten kann oder wenn ich in manischem Aktionismus mein Geld verschleudere, dann muss ich hoffen, dass das jemand merkt und mich hält. Ich erwarte, dass mein Therapeut eingreift und mich hindert. Ich erwarte es von dem, der mich kennt, der mir vertraut ist. Er soll die Verantwortung nicht weitergeben. Vielleicht werde ich mich mit ihm streiten, aber mit ihm kann ich mich auch wieder vertragen. Sicher werde ich unbequem für ihn sein. Aber wofür ist ein Therapeut da, wenn nicht auch für solche Zeiten?«

Fremdbestimmende Maßnahmen sind manchmal ↩ **Grenzen erfahre** nötig: zum Schutz von anderen, sehr viel häufiger aber zum Schutz der eigenen Person. Dafür gibt es relativ klare Kriterien. Umgesetzt bzw. veranlasst werden sollten diese Maßnahmen möglichst von den Betreuern bzw. Therapeuten, die am nächsten stehen. Das garantiert am ehesten, dass die Maßnahmen nicht willkürlich erfolgen und im Nachhinein aufzuarbeiten sind.

MERKE → Das Ausmaß der Zwangsmaßnahmen ist kein Reflex auf die besondere Schwere der Erkrankung, sondern ein Armutszeugnis für die konkrete Versorgungslandschaft. Dennoch sind auch aus der Sicht von Psychoseerfahrenen Zwangsmaßnahmen nicht immer zu vermeiden. Sie können einen sehr unterschiedlichen Charakter haben. Erfolgen sie anonym und institutionell, wirken sie eher kalt und bedrohlich. Wenn sie in eine schon bestehende Beziehung eingebunden sind und als das Ergebnis eines gemeinsamen Ringens erscheinen, also nicht automatisch geschehen, können sie (im Nachhinein) eher als warm und haltend empfunden werden.

Sind depressive Denkmuster aufzulösen?

Affektive und kognitive Psychosen haben nicht nur bezüglich dessen, was wir Normalität nennen, sondern auch untereinander fließende Übergänge. Die Diagnose »schizoaffektive Psychose« mag da wie ein fauler Kompromiss anmuten. Nach der aktuellen Diagnostik ist sie nur gerechtfertigt, wenn die affektiven und kognitiven Symptome zumindest auf den ersten Blick unabhängig und additiv wirken. Der Verarmungswahn in der Depression, der Größenwahn in der Manie oder die Erschöpfungsdepression nach akuter schizophrener Symptomatik rechtfertigen die Diagnose »schizoaffektiv« oder die Feststellung einer Komorbidität nicht, weil die verschiedenen Aspekte innerlich übereinstimmen. Ich glaube, dass ein solcher innerer Zusammenhang verschiedener Symptome bei einer bestimmten Person letztlich immer zu finden ist, wenn ich sie nur genau genug kennen lerne.

Depressionen quälen nicht nur den Patienten, ↢ **Ohnmacht und Allmacht** sondern auch die Angehörigen und – mit Einschränkung – auch uns Therapeuten. Je mehr Nähe wir zulassen, desto mehr dringen Verzweiflung, Angst, versteckte Trauer und nach innen gerichtete Aggression durch unsere Poren ein. Und alle diese – zunächst nicht gespürten – Gefühle sind zu menschlich, als dass sie nicht in jedem von uns Anknüpfungspunkte finden. Insofern gilt auch für uns, was wir Angehörigen raten: Wir brauchen einen Mindestabstand, um dann umso besser mitfühlen oder zumindest die Leere des anderen spüren zu können.

In einer anderen Hinsicht ist die Position des depressiven Menschen und der Angehörigen bzw. Therapeuten eher komplementär. Während der Patient sich selbst immer weniger fühlt und immer weniger schätzt, wird das Gegenüber mit Bedeutung aufgeladen oder dazu verführt, dies selbst zu tun. Beide Seiten polarisieren sich; das ist verständlich, aber nicht unbedingt gesund: Während der Partner nun auch noch den Haushalt schmeißt, sinkt seine Ehefrau immer mehr in sich zusammen. Oder während die Ehefrau nun auch noch Geld verdienen geht, wird der arbeitslose Ehemann immer depressiver. Mögliche Manien lassen beide Waagschalen kurzfristig in die andere Richtung ausschlagen, aber ohne wirklich zu einem Gleichgewicht zu führen. Manche Eheleute, die länger mit Depression und Manie zu tun haben, fahren dann wie altmodische Paternoster-Fahrstühle mit zunehmendem Tempo aneinander vorbei, ohne noch Momente der Nähe zu haben oder zu spüren.

Auch als Therapeuten fühlen wir uns von mancher Depression zu Höchstleistungen angestachelt. Vielleicht weil uns das Leid des anderen besonders groß vorkommt oder besonders nahe geht. Oder weil wir es aus der Nähe nicht mehr aushalten, suchen wir hektisch nach bestimmten medikamentösen und / oder psychotherapeutischen Interventionen, die schnell, sicher und nachhaltig helfen. Vielleicht gelingt uns das sogar. Ich war bei einzelnen Patienten und auch bei einem sehr guten Freund schon sehr erleichtert über die Wirkung neuerer Antidepressiva. Trotzdem ist Vorsicht geboten. Oft wirken auch die modernen Mittel erst nach oder in Verbindung mit »verzweifelten« psychologischen Anstrengungen. Meist muss der Patient erst einmal spüren, dass ich wirklich ihn meine, dass ich um ihn bemüht bin, bevor dann irgendwas helfen *darf*. Manchmal darf ich die delegierte Macht auch gerade nicht auskosten, muss erkennen, wie brüchig diese Delegation ist, muss aufpassen, dass meine vermeintliche Allkompetenz nicht statt Hoffnung nur Ohnmacht nährt (BOCK 2002).

FALLBEISPIEL → Eine ältere Dame mit einer schweren Depression hatte mich auf vielen Ebenen zu erheblichen Anstrengungen verführt. Mit Milde und Strenge, wortreichen Aufforderungen und listigen Fragen hatte ich sie zu überreden versucht, sich aus ihrer tiefen Untätigkeit und Lähmung herauszubewegen. Nichts fruchtete. Als ich dann schließlich in einer Mischung aus Mitgefühl, Ärger, Verzweiflung und Ohnmacht ausrief, sie habe die schlimmste Depression, die mir bisher begegnet sei, huschte ein Lächeln über ihr Gesicht. Das Eis war gebrochen. Endlich fühlte sie sich gesehen und verstanden. Meine ehrliche Ohnmacht konnte sie mit einem Zuwachs an eigener Kompetenz beantworten.

MERKE → **Es gibt verschiedene gute »Techniken« für den psychotherapeutischen Umgang mit akuten Depressionen: verhaltenstherapeutische Programme zur Modifikation typischer Denkmuster; gesprächspsychotherapeutische Strategien zur Aufdeckung verschütteter Gefühle; Antidepressiva wirken manchmal – aber immer erst mit Verzögerung, oft auch nur im Zusammenhang mit der gemeinsamen psychotherapeutischen Anstrengung.**

Manie – das Ungewöhnliche in den Alltag integrieren?

Es gibt viele Depressionen ohne Manie, aber wenige Manien ohne Depression. Insgesamt leiden fast genauso viele Menschen an bipolaren Störungen wie an kognitiven Psychosen. Manche Manie erscheint wie eine Flucht nach vorne aus tiefer Depression, andere wiederum werden vom unterschwelligen Bewusstsein des nahenden Absturzes angetrieben. Doch manchmal erscheint es auch fast zufällig, welche Anlässe auslösend sind und welche in eine Depression und welche in eine Manie führen. So unterschiedlich Depression und Manie nach innen und außen wirken, so haben sie doch wesentliche Gemeinsamkeiten, die meist im weiteren Verlauf der Phasen deutlicher hervortreten. Dann wird deutlich, dass beide Zustände wenig »warme« Gefühle wie Trauer oder Freude beinhalten, sondern sich mit der Zeit eher »kalt« und leer, einsam und angespannt anfühlen. Gemeinsam ist ihnen auch, dass Grundbedürfnisse – Schlaf, Ruhe, oft auch Essen und Trinken – vernachlässigt werden und das Gefühl für Zeit verloren geht.

Therapeutisch ist es wichtig, Manien zwar auch, ⟵ **Aus Manien lernen?** aber nicht ausschließlich als Kehrseite der Depression wahrzunehmen. Beide Phasen können jeweils auf besondere Weise nicht erfüllte Bedürfnisse und nicht gelebte Potenziale deutlich werden lassen. Ein Verhaltenstherapeut würde vielleicht feststellen, dass im Alltag wichtige Ressourcen fehlen oder negative Denkmuster den Patienten in die Irre führen. Ein Psychoanalytiker würde vielleicht sagen, dass sich in Depressionen und Manien Über-Ich oder Es auf Kosten des Ich-Potenzials breit machen. Das sind alles hilfreiche Bilder. Wichtig erscheint mir auch hier, nicht ausschließlich von einer defizitären Bewertung auszugehen: Ich kenne inzwischen viele Menschen mit bipolarer Störung, die überzeugt sind, dass sie in relativ kurzen Phasen der Manie mehr über sich lernen können als in jahrelangen Psychotherapien. Voraussetzung sei aber, die Erfahrungen möglichst unmittelbar bearbeiten zu können mit jemandem, der dafür offen ist. Dass das oft nicht zustande kommt, ist nicht nur den Patienten und ihrer angeblichen Non-Compliance anzulasten: Zumindest in der akuten klinischen Situation verführen uns viele manische Patienten leicht zu einem Machtkampf. Manche Reaktionen klingen dann so: »Dem muss doch endlich mal jemand sagen, wo hier der Hase lang läuft, wer hier was zu sagen hat und wo hier die Grenzen liegen.«

Maniker erscheinen als Spielverderber, als Grenzverletzer par excellence, bestenfalls als Clowns oder Kinder mit eigenwilligen Spielregeln. Oft spielt es im Stationsalltag, im Betreuten Wohnen oder auch in der nervenärztlichen Behandlungssituation eine Rolle, dass manische Patienten mit großer Treffsicherheit die Schwachpunkte der Institution oder der anderen Person erkennen und für ihre überspitzenden Aktionen nutzen. In Abwehr der eigenen Schwächen erhöht sich dann unser eigenes Aggressionspotenzial.

MERKE → Wenn mich ein Maniker aggressiv macht, sollte ich mir die Frage stellen, welchen wunden Punkt er bei mir »erwischt« hat.

Der Reflex, Grenzen zu setzen, ist sicher nicht falsch, ←**Psychotherapie** doch in der dann emotional aufgeladenen Situation verkennen wir leicht, dass der innere Konflikt des Patienten entgegengesetzt ist: Die meisten Menschen mit bipolarer Störung haben sich in ihrer Entwicklung eher zu viel als zu wenig an den Maßstäben anderer orientiert, haben eher zu viel als zu wenig Normierung erfahren. Ihr alltägliches Selbstwertgefühl ist zu schwach, um sich davon zu lösen und sich nach eigenen »passenderen« inneren Maßstäben für Leistung und Moral zu richten. Die rigiden Normen zu sprengen und radikal unkonventionell zu sein gelingt nur in der Manie und um den Preis der Manie, also nicht wirklich und nicht nachhaltig. Die etwas tiefer liegende Aufgabe für Persönlichkeitsentwicklung bzw. Therapie ist demnach nicht, den Maßstäben anderer noch mehr Gewicht zu geben und auf die Einhaltung aller Grenzen zu pochen, sondern die Entwicklung eigener Werte und Maßstäbe zu unterstützen sowie dabei zu helfen, dass unkonventionelle Seiten oder Wünsche im Alltag Platz finden und nicht immer nur für die nächste Manie »aufgehoben« werden müssen.

FALLBEISPIEL → Frau Stern geht seit mehreren Wochen in eine spezielle psychotherapeutische Gruppe für manisch-depressive Patienten. Nur Menschen, die in beide Stimmungsrichtungen extreme Erfahrungen gemacht haben, können daran teilnehmen. Die Idee ist: Wenn beide Erfahrungen in der Gruppe repräsentiert sind, dann kann die jeweils nicht gelebte Seite nicht völlig verdrängt werden und so wird unmerklich eine Tendenz zur Mitte verstärkt.

Frau Stern traut sich, ihre persönlichen Erlebnisse in den Mittelpunkt zu stellen und die Gruppe insgesamt um ihre Meinung und ihr Mitgefühl zu bitten. Seit vier Jahren ist sie regelmäßig an ihrem Geburtstag manisch geworden, und zwar mit materiellem und sozialem Schaden, folgender Depression und massiven Selbstzweifeln. Ihr Mann und ihre zwei relativ kleinen Kinder halten zu ihr. Dennoch macht sich Frau Stern große Sorgen um deren Belastbarkeit und möchte gerne verstehen, »welcher Teufel sie reitet« und ob sie sich damit abfinden muss, dass ihre Biologie trotz Medikation jedes Jahr mindestens einmal Kapriolen schlägt.

In mühsamer Kleinarbeit und durch genaues Nachfragen gelingt es ihr, folgende Zusammenhänge zu rekonstruieren: Frau Stern fühlt sich verpflichtet, zu ihrem Geburtstag Freunde und Eltern einzuladen. Dabei ist es schwer, es den Eltern, insbesondere der eigenen Mutter, in jeder Hinsicht recht zu machen. Inzwischen braucht die Mutter nur ihre Hilfe anzubieten, dann gerät Frau Stern schon unter großen inneren Druck. Sie nimmt die erwartete Kritik an Vorbereitung, Freunden, Lebensstil insgesamt schon vorweg. Zur Abwehr und Kompensation dieser von ihr selbst noch gesteigerten Kritik läuft sie zur »Höchstform« auf: Sie wird manisch. So gelingt es ihr subjektiv (!) gleichzeitig, alles zu schaffen und die Maßstäbe der Mutter als für sie ungeeignet abzutun. Objektiv (!) erreicht sie das krasse Gegenteil dessen, was sie will: Die Mutter fühlt sich in Kritik und Fürsorge bestätigt. Subjektiv berührt Frau Stern das allerdings in dieser Phase überhaupt nicht. Sie fühlt sich großartig und glaubt, alles bestens zu schaffen. Außerdem hat sie in diesem Zustand keine Mühe, alle potenziellen Kritiker mundtot zu machen. Die Verzweiflung kommt erst später.

Eine banale Revolution: Die Gruppe rät Frau Stern, Eltern und Freunde diesmal nicht zusammen einzuladen. Frau Stern wehrt massiv ab, kann und will das den Eltern nicht zumuten. Es bedarf großer Überredungskunst der ganzen Gruppe, damit Frau Stern sich »erlauben«

kann, es diesmal anders zu versuchen. Das Ausladen der Eltern, die sich selbstverständlich schon rechtzeitig angemeldet haben (um zu helfen, um das Schlimmste zu verhüten usw.), wird im Rollenspiel geübt. Frau Stern hat großes Lampenfieber. Zum Glück zieht der Ehemann – erleichtert – am selben Strang. Die Eltern reagieren, wie erwartet, scharf und unfreundlich, fügen sich aber der neuen Vorgabe. Frau Stern plant den Geburtstag nur mit und für die Freunde – ausschließlich nach eigenen Maßstäben. Die Eltern kommen zwei Wochen später. Zu diesem Zeitpunkt sind sie nicht mehr beleidigt, sondern können sich freuen, nun die ungeteilte Aufmerksamkeit zu genießen.

Frau Stern wird zum ersten Mal seit vier Jahren an ihrem Geburtstag nicht manisch.

Eine eher banale Kleinigkeit entscheidet mit, ob die Manie wieder »ihren Lauf nimmt«. Die lebensnahe Alltäglichkeit der Zusammenhänge lässt schmunzeln über die Großartigkeit mancher professioneller Theorien. Wäre Frau Stern wieder manisch geworden, wäre das für viele ein Beleg gewesen für die biologische Eigendynamik der Manie, die psychotherapeutisch eben doch nicht korrigierbar ist. Natürlich ist der geschilderte Konflikt nicht banal, sondern typisch für viele Menschen, die ihre eigenen Maßstäbe (noch) nicht gefunden haben, nicht finden durften oder ihnen nicht trauen. Das gilt offenbar für Menschen mit bipolarer Störung ganz besonders. Der geschilderte Konflikt macht deutlich, dass es gerade bei manischen Patienten nicht darauf ankommt, sie zu zähmen oder zu kontrollieren. Das tun sie im Alltag ohnehin viel zu sehr. Es ist wichtiger, ihnen zu ermöglichen, Widerspruch und Auflehnung, ungewöhnliche Wünsche und Bedürfnisse im Alltag unterzubringen, statt sie in übersteigerter Form immer nur für die Manie aufzuheben.

Inzwischen haben wir in der Ambulanz gute Erfahrungen damit gemacht, Patienten mit dem Hang zu Depression und Manie in therapeutischen Gruppen gemeinsam zu behandeln. Die Wahrnehmung der jeweils nicht gelebten Seite im anderen kann helfen, sich vollständiger wahrzunehmen und so eine Tendenz zur Mitte zu entfalten. Die Gemeinsamkeiten beider Phasen werden besser sichtbar, die krankheitsspezifische Störung der zeitlichen Wahrnehmung korrigiert (BOCK 2004). ↳ **Integrative Therapie, S. 99**

MERKE ↳ Nicht nur, *ob* jemand aus Manie oder Depression wieder herauskommt, ist entscheidend, sondern *wie* dies geschieht. Psychotherapeutische Begleitung (etwa Gruppentherapie) kann helfen, aus den Phasen zu lernen.

Welche Bedeutung haben Traumata?

Der Begriff des Traumas hat in der deutschen Psychiatrie eine lange, wechselvolle Geschichte. Der alte Begriff der Trauma-Neurose stand in engem Zusammenhang mit der Militärpsychiatrie. Lange wurde bezweifelt, dass es eine Traumatisierung unabhängig von einer individuellen Disposition überhaupt gibt. Der spätere Begriff der Posttraumatischen Belastungsstörung war von Anfang an umstritten, unter anderem weil er abwich vom Trend des ansonsten deskriptiven Diagnoseschlüssels, keine Kausalitäten zu benennen, und weil er gewissermaßen tautologische Züge aufweist, indem zunächst posttraumatische Symptome definiert werden, um von ihnen dann auf das Vorliegen eines Traumas zu schließen.

Inzwischen wird weitgehend akzeptiert, dass ein »Trauma« grundsätzlich als Ursache auch anhaltender seelischen Störungen in Frage kommt, ohne dass eine besondere individuelle Disposition vorliegen muss (PRIEBE u. a. 2002). Als Traumata gelten vor allem Gewalterfahrungen, sexuelle Übergriffe und lebensbedrohliche Situationen. Dass solche Situationen auch Halluzinationen und andere psychoseähnliche Zustände auslösen können, ist bekannt. Je länger und je früher traumatische Erfahrungen erlebt werden, je mehr auch vertraute Menschen daran beteiligt sind und je weniger Ressourcen und Bewältigungsstrategien zur Verfügung stehen, desto tiefer und anhaltender ist die Verunsicherung. Deshalb kann es auch nicht überraschen, dass viele psychoseerfahrene Frauen und auch manche Männer von frühem sexuellem Missbrauch berichten.

MERKE → In einer sehr sensiblen seelischen Verfassung können auch fremdbestimmte Verschiebungen der Generationsgrenzen wie ein Missbrauch erlebt werden. Ein solcher »weicher« Missbrauch kann trotzdem nachhaltig schaden und kann in einer Psychose dann konkretistisch nacherlebt werden. Psychoseerfahrene Menschen können auch allgemeine Lebenskrisen wie ein Trauma erleben und psychotisch verarbeiten.

Stimmenhören – eine Krankheit?

Seit einigen Jahren organisieren sich Stimmen hörende Menschen, um der Fehlbehandlung und Stigmatisierung ihrer Störung entgegenzutreten. Zuerst in Holland, dann in Wales, Deutschland und vielen anderen Ländern legten Menschen Wert darauf, dass Stimmenhören und Schizophrenie nicht gleichgesetzt und nicht nur ohne tieferes Verständnis symptomatisch behandelt werden.

»Mir wurde erzählt: Deine Stimmen sind wirklich, weil du sie hörst. Das war das allererste Mal, dass jemand mir gestattet hat, den Stimmen zuzuhören. Das war ein echter Wendepunkt. Mir war erlaubt, mir meine Erfahrung zu Eigen zu machen. Ich konnte zum ersten Mal über die Stimmen reden, ohne dass sie als Teil einer Krankheit gesehen wurden. Sie wurden als Teil von mir, von dem, was mit mir passiert war, verstanden. Das machte es viel leichter, damit umzugehen.« Dieses Zitat von R. Coleman, dem »Vater« der walisischen Stimmenhörer-Bewegung, kennzeichnet den Ausgangspunkt der Bewegung und zugleich ihr Kontrastprogramm zur immer noch verbreiteten psychiatrischen Praxis: Die Stimmen sind als wie auch immer verschlüsselte Botschaft ernst zu nehmen. Es ist nicht hilfreich, sie zu ignorieren.

Wenn die Psychiatrie die Stimmen nur als ein Symptom, das es zu beseitigen gilt, und als formale Störung ohne inhaltliche Bedeutung begreift, dann bewirkt sie selbst das, was sie üblicherweise der Krankheit zuschreibt, nämlich Abspaltung und Entpersonalisierung. Und noch etwas anderes macht Ron Coleman in seiner Feststellung deutlich: Entlastend ist die soziale Anerkennung, die erlaubt, mit der eigenen fremden Erfahrung aus der Isolation aufzutauchen. Der Austausch mit anderen in einer wohlwollenden, akzeptierenden Atmosphäre stärkt die eigene Person und schwächt quasi automatisch die Macht der Stimmen, allein schon weil diese in die dritte Position gerückt und zum Gegenstand einer Erzählung gemacht werden (ROMME / ESCHER 2002).

Auch aus psychopathologischer Sicht ist die Zuordnung des Stimmenhörens zu einer Diagnose falsch. Akustische Halluzinationen können im Rahmen verschiedener Erkrankungen vorkommen (Depression, Multiple Persönlichkeit, Delirien), aber auch im Rahmen von Grenzerfahrungen ohne Krankheitswert. Mit 3–5 Prozent aller Menschen in westlichen Industrienationen hören sehr viel mehr Menschen Stimmen als gemeinhin der Diagnose Schizophrenie zugeordnet werden. Etwa gleich viele Stimmenhörer kommen ohne psychiatrische Hilfe aus. Beide Gruppen unterscheiden sich kaum hinsichtlich der Quantität und Qualität der Stimmen, wohl aber hinsichtlich der Ressourcen, Bewältigungsstrategien und subjektiven Einstellungen. ⟵ **Epidemiologie**

Der Erfahrungsschatz der Netzwerke enthält wichtige Anregungen auch für die psychiatrische und psychotherapeutische Praxis.

1. »Die Stimmen sind wahr, denn du hörst sie ja.«
2. »Rede mit den Stimmen wie mit einem Nachbarn!«
3. »Werde aber wieder Herr im eigenen Haus!«
4. »Ob Schutzengel oder Stoffwechsel – jede Erklärung für das Stimmenhören ist besser als keine.«
5. »Bleibe nicht allein mit den Stimmen.«
6. »Sind die Stimmen ein Spiegel deiner eigenen Befindlichkeit?«
7. »Integriere die Stimmen in dein Leben!«

MERKE ⟶ **Stimmenhören und Psychosen sind nicht gleichzusetzen. Doch es kann sein, dass die Nicht-Bewältigung von Stimmen in eine Psychose führt.**

Kooperation – Schlussbemerkung

Auch viele Jahrzehnte nach der Psychiatrie-Enquete des Deutschen Bundestages ist die mangelhafte Kooperation und Koordination ein Hauptproblem der bundesdeutschen Psychiatrie. Dabei fehlt es nicht unbedingt an Planungsgremien wie Psychosozialen Arbeitsgemeinschaften, eher mangelt es ihnen an Macht. Viele psychotherapeutische Ressourcen sind auch nach dem neuen Psychotherapeutengesetz in Einzelpraxen und damit teilweise in unzulänglichen Strukturen gebunden, die zumindest Patienten mit komplexerem Hilfebedarf nicht gerecht werden. Die Finanzierung der stationären Psychiatrie über die Krankenversicherung, stationärer Psychotherapie aber überwiegend über die entenversicherung bedingt geradezu absurde Strukturen. Die Trennung von ambulanter und stationärer Psychiatrie lässt sich auch mit dem Recht auf Institutsambulanzen nicht wirklich aufheben. Der Sicherstellungsauftrag der Kassenärztlichen Vereinigung auf der einen und das ökonomische »Full-House-Prinzip« (Belegung als Finanzierungsbasis) der Kliniken führen zur Abschottung beider Seiten.

Dennoch kommt Bewegung ins Spiel:

- Verschiedene Modelle der pauschalen Finanzierung können Kliniken helfen, sich als ein Behandlungszentrum zu verstehen, das auch akute Hilfen unabhängig vom Behandlungsstatus anbietet.
- Auch Abteilungen mit üblicher getrennter Finanzierung – ambulante Leistungen pauschal, (teil)stationäre Leistungen per Pflegesatz – versuchen intern eine strukturübergreifende Behandlungskontinuität zu gewährleisten.
- Lebensnahe komplementäre Angebote wie psychosoziale Kontaktstellen, Betreutes Wohnen, Tagesstätten und ambulante Pflege haben den Auftrag, sich stärker zu vernetzen und Hilfeleistungen personen- statt institutionszentriert anzubieten.

MERKE → Gerade zu Zeiten knapper werdender Mittel wird es darauf ankommen, dass wir Kapazitäten bündeln, um auch aufwändigere Hilfeleistungen frühzeitig ambulant anbieten zu können und stationäre Karrieren von vorneherein zu vermeiden. Schon in den bestehenden Strukturen könnten wir beginnen, bisher stationäre Patienten teilstationär, bisher teilstationäre Patienten ambulant zu betreuen sowie ambulante Dienste mit Komm-Struktur in solche mit aufsuchender Funktion umzuwandeln.

Personenzentrierte Hilfen im komplementären Bereich

Als komplementär werden Einrichtungen bezeichnet, die die klinische Versorgung ergänzen. Notwendig ist längst eine Umdefinition. Die zum Ausgleich einer vorübergehenden oder andauernden seelischen Beeinträchtigung nötigen Hilfen sind selbstverständlich lebensnah vorzuhalten. Auch Krisen sollten durch die befristete Intensivierung von Hilfen etwa im Rahmen von Home-Treatment aufzufangen sein. Wenn dann trotzdem eine »Auszeit« notwendig und eine Klinikbehandlung unumgänglich ist, dann wäre *diese* als komplementär zu bezeichnen.

Im Lebensumfeld psychotischer Patienten können verschiedene Dienste notwendig sein. Oft haben sie je nach regionaler Gepflogenheit verschiedene Namen, aber überschneidende Funktionen.

Auch in lebensnahen Behandlungsbereichen gibt es Bemühungen, die Eigengesetzlichkeit der Institutionen und ihrer Finanzierungsmechanismen zu relativieren und die Interessen der Patienten mehr in den Mittelpunkt zu rücken. Entsprechend der Idee, im klinischen Bereich für bestimmte Patienten, die besonders darauf angewiesen sind, therapeutische Kontinuität »strukturübergreifend« zu organisieren, wollen und sollen die außerklinischen Einrichtungen ihre Angebote koordinieren und »personenzentriert« zur Verfügung stellen. Für jede einzelne Person soll so ein spezifischer Hilfebedarf ermittelt und unabhängig von bestimmten Institutionen zur Verfügung gestellt werden. Das erhöht die Flexibilität und sicher auch die Konkurrenz der Einrichtungen untereinander. Für den einzelnen Patienten erhöht sich die Chance, eine auf ihn zugeschnittene Hilfestellung zu bekommen und nicht in das System einer bestimmten Institution eingepasst zu werden.

Zu hoffen bleibt, dass der Zuwachs an Flexibilität nicht durch einen hohen bürokratischen Aufwand wieder zunichte gemacht wird. Außerdem dürfte es schwierig sein, bestimmte hochkomplexe Leistungen und sehr persönliche Dienstleistungen in einem festen Katalog von Dienstleistungen ausreichend zu würdigen: Viele psychiatrische Patienten brauchen nicht in erster Linie bestimmte regelmäßige praktische Dienstleistungen, sondern eine umfassende emotionale Unterstützung. Wie aber definiert man Wertschätzung und Sympathie? Wie viel Minuten darf es dauern, bis ein Patient endlich »andockt«?

MERKE → In der zukünftigen Psychiatrie wird die stationäre Klinikbehandlung im eigentlichen Wortsinn »komplementär« sein. Eine entsprechende Umschichtung der Ressourcen ist notwendig, auf Grund der verschiedenen Kostenträger aber schwierig. Die lebensnahen Hilfen müssen personenzentriert sein, dabei ist aber darauf zu achten, dass die Definition von »Hilfebedarfen« nicht das Bedürfnis nach persönlicher Begleitung erschlägt. Die verschiedenen Dienste sind zusammenzulegen, nicht die Patienten aufzuteilen.

Glossar

Anthropologie: will die → Psychopathologie ergänzen und korrigieren. Im Vordergrund steht nicht die Normabweichung, sondern die Besinnung auf das dem Menschen Wesentliche. So sind auch Psychosen im Wesen des Menschen angelegt: als die Fähigkeit zu zweifeln und dabei vielleicht auch zu verzweifeln oder über sich hinauszudenken und sich dabei auch zu verlieren. Die anthropologische Psychiatrie will über die Frage des Menschenbildes verschiedene, zunehmend divergierende Teilaspekte der Psychiatrie wieder integrieren.

Compliance: bezeichnet üblicherweise die Fähigkeit und die Bereitschaft des Patienten, das zu tun, was der behandelnde Arzt für richtig hält. Diese Definition ist jedoch, gemessen an der Notwendigkeit des Dialogs, zu einseitig. Fairer und passender wäre es, Compliance auf beide Seiten zu beziehen, als Fähigkeit und Bereitschaft von Arzt und Patient, im Interesse des Patientenwohls zu kooperieren.

Dekompensation: meint den Moment, in dem die Psychose ihre biologische, psychische und soziale Eigendynamik entfaltet, ein Moment des Realitätsverlustes oder Ausstiegs, der subjektiv manchmal sogar entlastend und Angst reduzierend erlebt wird.

Kompensation: meint die Fähigkeit des Patienten, mit eigenen, familiären, sozialen oder professionellen Mitteln psychotische Belastungen auszubalancieren, zu integrieren. Untersuchungen zum Phänomen haben gezeigt, dass hier die subjektive Einstellung, familiäre Ressourcen und Entstigmatisierungen eine große Rolle spielen.

Krankheitseinsicht: bezeichnet üblicherweise die Fähigkeit und die Bereitschaft des Patienten, seine Erkrankung so zu sehen, wie es dem Krankheitskonzept des Arztes entspricht. Inzwischen ist jedoch durch viele Studien belegt, dass diese Hürde für viele Patienten zu hoch ist und ihr eigensinniges Krankheitskonzept Selbstverantwortung und Lebensqualität manchmal deutlich mehr fördert. Insofern sollte Krankheitseinsicht weniger als beim Patienten vorausgesetzte, sondern eher als Aufgabe des Therapeuten definiert werden – im Sinne einer Einsicht in das spezielle Geflecht von konkreten Lebensumständen und subjektiven Deutungen (→ Compliance).

Negativsymptomatik oder Minussymtomatik: meint den Rückzug nach innen, die zunehmende Passivität und Isolation. Auch wenn diese Symptome manchmal schwer zu behandeln sind, ist »negativ« hier nicht unbedingt wertend gemeint. Manchmal wird Rückzug auch auf dem zweiten Blick als Selbstschutz verständlich (→ Positivsymptomatik).

Neurotransmitter: Die Übertragung zwischen Nervenzellen geschieht durch eine Vielzahl von Neurotransmittern, die in dem synaptischen Spalt zwischen den Zellen hin und her wandern. Als Botenstoffe im Gehirn stehen sie in einer hochkomplexen Wechselwirkung und verändern ihre Konstellation unter verschiedenen psychischen Zuständen, eben auch in Psychosen. Sie sind dabei nicht verantwortlich für die psychotischen → Dekompensationen, können aber durch ihre Reaktion die Reizüberflutung erheblich verstärken und so eine zusätzliche biologische Eigendynamik entfalten.

Neuroleptika: greifen in die Balance der → Neurotransmitter ein mit dem Ziel, die Reizüberflutung zu bremsen und/oder Angst oder Anspannungen zu reduzieren. Sie behandeln die Psychose also zwar nicht ursächlich, sind aber u. U. wichtig, um die biologische Eigendynamik zu dämmen. Heutzutage wird zwischen typischen und atypischen Neuroleptika unterschieden. Erstere (z. B. Haldol, Atosil, Truxal) sind in ihrer Wirkung unspezifischer und haben vor allem motorische Nebenwirkungen, Letztere (z. B. Zyprexa, Solian) wirken in der Regel milder, haben aber ebenfalls Nebenwirkungen. Wegen der tief greifenden Einwirkung in das Selbstgefühl der Patienten setzt die Medikation mit Neuroleptika eine stabile therapeutische Beziehung voraus und ist in diese einzubinden.

Positivsymptomatik oder Plussymptomatik: meint jene Symptome einer

Psychose, die nach außen als Veränderung von Sinneswahrnehmungen, Denken und Handeln erscheinen. »Positiv« ist also nicht als Bewertung zu verstehen, sondern als etwas Zusätzliches, als ein Mehr von etwas (→ Negativsymptomatik).

Psychopathologie: hat die Aufgabe, psychische Besonderheiten zu Krankheitsbildern zu ordnen. Die Normabweichung steht im Vordergrund. Die zunehmende Differenziertheit der Psychopathologie mag heute als Vorteil gelten, dass damit allerdings immer mehr Bereiche des Menschseins pathologisiert werden, ist der Nachteil. Fälschlicherweise lässt sie Krankheiten als eigenständige Entitäten erscheinen und eben nicht als »Konstruktionen«; von ausschließlich endogenen Krankheitskonzepten hat sich die moderne Psychopathologie hingegen inzwischen verabschiedet.

Vulnerabilitäts-Stress-(Bewältigungs-)Modell: Dieses Modell wurde zum ersten Mal von dem Schweizer Psychiater J. Zubin formuliert, dann u. a. von L. Ciompi weiter ausgearbeitet.

Je nach dem Ausmaß der Dünnhäutigkeit eines Menschen reichen mehr oder weniger Stress (durch Überstimulation oder Reizentzug) aus, um eine Psychose auszulösen. Das klingt selbstverständlich, bietet gegenüber einem eindimensionalen Krankheitsmodell dennoch Vorteile. Die Eindimensionalität kehrt allerdings zurück, wenn die Vulnerabilität selbst als krankhaft bzw. als Prodromalphase der Psychose bezeichnet wird.

Literatur

Aldenhoff, J. (1997): Überlegungen zur Psychobiologie der Depression. In: *Nervenarzt*, 68, S. 379–389.

Alanen, Y. O. (2001): Schizophrenie – Entstehung, Erscheinungsformen und die bedürfnisangepasste Behandlung. Stuttgart.

Bäuml, J. (1996): Psychosen aus dem schizophrenen Formenkreis. Berlin u. a.

Bateson, G. (1981): Ökologie des Geistes. Frankfurt a. M.

Becker, H. (1995): Das heimliche Lernen. Indirekte Prozesse in der Psychiatrie. Hamburg.

Benedetti, G. (1992): Psychotherapie als existentielle Herausforderung. Göttingen.

Bleuler, M. (1972): Die schizophrenen Geistesstörungen im Lichte langjähriger Kranken- und Familiengeschichten. Stuttgart.

Bock, Th. (1997): Lichtjahre – Psychosen ohne Psychiatrie. Bonn.

Bock, Th. (2004): Achterbahn der Gefühle – Leben mit Manie und Depression. Bonn.

Bock, Th.; Deranders, J. E.; Esterer, I. (Hg.) (2001): Stimmenreich – Mitteilungen über den Wahnsinn. Bonn.

Bock, Th.; Dörner, K.; Naber, D. (Hg.) (2004): Anstöße – zu einer anthropologischen Psychiatrie. Bonn.

Bock, Th.; Weigand, H. (1998): Handwerksbuch Psychiatrie. Bonn.

Böker, W.; Brenner, H. D. (1986): Bewältigung der Schizophrenie. Göttingen.

Ciompi, L. (1982): Affektlogik: Über die Struktur der Psyche und ihre Entwicklung. Ein Beitrag zur Schizophrenieforschung. Stuttgart.

Ciompi, L. (1994): Affect logic: an integrative model of psyche and ist relation to schizophrenia. In: *British Journal of Psychiatry*, 164, S. 51–55.

Cleghorn, J. M.; Zipusky, R. B.; List, S. J. (1991): Structural and functional brain imaging in schizophrenia. In: *Journal of Psychiatry & Neuroscience*, 1, S. 53–74.

Corin, E.; Lauzon, G. (1992): Positive withdrawal and the quest of meaning – the reconstruction of experience among schozophrenics. In: *Psychiatry*, 53, 3, S. 266–278.

Cullberg, J. u. a. (2000): Integrating intensive psychosocial and low-dose neuroleptic treatment. In: Martindale u. a. (Hg.): Psychosis, S. 200–209.

Davidson, L.; Strauss, J. S. (1992): Sense of self in recovery from severe mental illness. In: *Brit. J. of Med. Psychology*, 56, S. 131–145.

Dörner, K. u. a. (2001): Freispruch der Familie. Bonn.

Finzen, A. (2001): Schizophrenie – die Krankheit behandeln. Bonn.

Grawe, K.; Donati, R.; Bernauer, F. (1994): Psychotherapie im Wandel – von der Konfession zur Profession? Göttingen.

Harding, C. M. u. a. (1987): The Vermont longitudinal study of persons with severe mental illness. In: *American Journal of Psychiatry*, 144, S. 727–735.

Hegarty, J. D. u. a. (1994): One hundred years of schizophrenia: a meta-analysis of the outcome literature. In: *American Journal of Psychiatry*, 151, S. 1409–1411.

Hornung, P. (2002): Psychoedukative Interventionen für Patientinnen mit schizophrenen oder schizoaffektiven Psychosen. In: *Psychotherapie im Dialog*, 3, 3, S. 248 ff.

Huber, G. u. a. (1980): Psychiatrie. Stuttgart u. a.

Hutterer-Kisch, R. (Hg.) (1996): Psychotherapie mit psychotischen Menschen. Berlin u. a.

Knuf, A.; Seibert, U. (2001): Selbstbefähigung fördern. Bonn

Langsley, D. G. u. a. (1969): Family crises in schizophrenics and other patients. In: *Journal of Nervous and Mental Disease*, 149, S. 270–276.

Lehtinen, K. u. a. (1996): Integrated treatment model for first-contact patients with schizophrenia-type psychosis. In: *Nordic Journal of Psychiatry*, 50, S. 281–287.

Levene, J. E.; Newman, F.; Jefferies, J. J. (1989): Focal family therapy outcome study. I. Pat. and family functioning. In: *Canadian Journal of Psychiatry*, 14, S. 641–647.

Machleidt, W. u. a. (1999): Schizophrenie als affektive Störung. Stuttgart.

Margraf, J. (1996): Lehrbuch der Verhaltenstherapie. Heidelberg u. a.

May, P. u. a. (1981): Schizophrenia: follow-up study of the results of the five forms of treatment. In: *Archives of General Psychiatry*, 38, S. 776–784.

McGorry u. a. (1996): An evolving system of early detection and optimal management. In: *Schizophrenia Bulletin*, 22, S. 305–325.

McGuire, P. K.; Shah, P.; Murray, R. M. (1993): Increased blood flow in Broca's area during auditory hallucinations in schizophrenia. In: *Lancet*, 342, S. 703–706.

Mentzos, St. (2002): Psychoanalyse der Psychosen. In: *Psychotherapie im Dialog*, 3, 3, S. 223 ff.

Milzner, G. (2001): Die Poesie der Psychosen. Zur Hypnotherapie des Verrücktseins. Bonn.

Möhlenkamp, G.(2001): Psychose, Evolution und Neotenie. In: *Familiendynamik*, 26, 2, S. 152 ff.

Portin, P.; Alanen, Y. O. (1997): A critical review of genetcial studies of schizophrenia. In: *Acta Psychiatrica Scandinavica*, 95, 1/5, S. 73–80.

Priebe, St. (2002): Die deutsche Psychiatrie aus London gesehen. In: *Psychiatrische Praxis*, 28, S. 361–364.

Retzer, A.; Simon, F. B. (2001): Grundlagen der systemischen Therapie schizophrener Psychosen. In: Schwarz, F.; Maier, C. (Hg.): Psychotherapie der Psychosen. Stuttgart.

Riecher-Rössler, A. (2001): Psychische Erkrankungen bei Frauen – für eine geschlechtersensible Psychiatrie und Psychotherapie. Freiburg u. a.

Rössler, W. u. a. (1999): Does the place of treatment influence the quality of life of schizophrenics? In: *Acta Psychiat. Scand.*, 100, S. 142–148.

Romme, M.; Escher, S. (2002): Stimmenhören akzeptieren. Berlin.

Sachse, L. (1998): Heilsame Erfahrungen. Neumünster.

Scharfetter, Chr. (1986): Schizophrene Menschen. München.

Schaub, A. (1999): Kognitive Verhaltenstherapie bei schizophrenen Psychosen. In: *Fundamenta Psychiatrica*, 13, S. 89–101.

Sechehaye, M. A. (1955): Die symbolische Wunscherfüllung. Darstellung einer neuen psychotherapeutischen Methode und Tagebuch der Kranken. Bern u. a.

Shepherd, M. u. a. (1989): The Natural History of Schizophenia: A Five-year Follow-up Study of Outcome and Prediction. In: *Psychol. Medicine Monographs*, Supp. 15.

Stanton, A. H. u. a. (1984): Effects of psychotherapy in schizophrenia. In: *Schizoph. Bull.*, 10, S. 520–563.

Stierlin, H. (1989): Individuation und Familie. Frankfurt a. M.

Stratenwerth, I.; Bock, Th. (2001): Stimmenhören – Botschaften aus der inneren Welt. München.

Tienari, P. u. a. (1993): Genetic vulnerability or family environment? Implications from the Finnish adoptive family study of schizophrenia. In: *Psychiatria Fennica Yearbook*, S. 23–41.

Weizsäcker, Chr.; Weizsäcker, E. U. (1988): Fehlerfreundlichkeit als evolutionäres Prinzip. In: Bock, Th. (Hg.): LebensWert – Beiträge zur Ethikdiskussion. Bonn.

Zerchin, S. (d. i. Buck, D.) (2002): Auf der Spur des Morgensterns – Psychose als Selbstfindung. München.

Zaumseil, M. (2000): Möglichkeiten der Verständigung über Medikamente. In: Knuf, A.; Seibert, U. (Hg.): Selbstbefähigung fördern. Bonn, S. 196–210.

Thomas Bock im Psychiatrie-Verlag

Thomas Bock
Lichtjahre – Psychosen ohne Psychiatrie
Krankheitsverständnis und Lebensentwürfe von Menschen
mit unbehandelten Psychosen
ISBN 3-88414-204-6
376 Seiten, 19,90 Euro / 36 sFr

Das Buch zeichnet Lebensgeschichten psychotischer Menschen nach, die wenig psychiatrische Hilfen erhielten, und leitet daraus Veränderungen für die »Behandlung« ab.

Thomas Bock, J. E. Deranders, Ingeborg Esterer (Hg.)
Stimmenreich
Mitteilungen über den Wahnsinn
ISBN 3-88414-138-4
232 Seiten, 12,90 Euro / 23,50 sFr

Mit *Stimmenreich* (inzwischen in siebter Auflage) begann die Erfolgsgeschichte der Psychoseseminare.

Thomas Bock, J. E. Deranders, Ingeborg Esterer (Hg.)
Im Strom der Ideen
Stimmenreiche Mitteilungen über den Wahnsinn
ISBN 3-88414-157-0
230 Seiten, 12,90 Euro / 23,50 sFr

Weitere Texte aus den Psychoseseminaren für einen anderen Umgang mit psychotischen Menschen.

Thomas Bock / unter Mitarbeit von Gerhard Kemme
Pias lebt gefährlich
Jugendroman
ISBN 3-88414-251-8
128 Seiten, 9,90 Euro / 18 sFr

Roman über eine Jugendclique, die auf den wohnungslos in Hamburg lebenden Herrn Pias stößt.

Irene Stratenwerth, Thomas Bock
Die Bettelkönigin
Jugendroman mit farbigen Abbildungen
ISBN 3-88414-266-6
104 Seiten, 12,90 Euro / 23,50 sFr

Das Buch schildert die Geschichte der Hamburger Künstlerin Hildegard Wohlgemuth.

Thomas Bock, Hildegard Weigand (Hg.)
Handwerksbuch Psychiatrie
ISBN 3-88414-120-1
688 Seiten, 24,90 Euro / 44,50 sFr

Ein »Standard« für alle, die in der psychiatrischen Versorgung tätig sind.

Psychiatrie-Verlag gGmbH, Thomas-Mann-Straße 49a, 53111 Bonn,
Tel. (02 28) 7 25 34-11, Fax (02 28) 7 25 34-20, E-Mail: verlag@psychiatrie.de,
Internet: www.psychiatrie.de/verlag